高齢者看護の実践能力を育てる

高齢者ケア施設の看護をベースにして

坪井桂子〔編〕

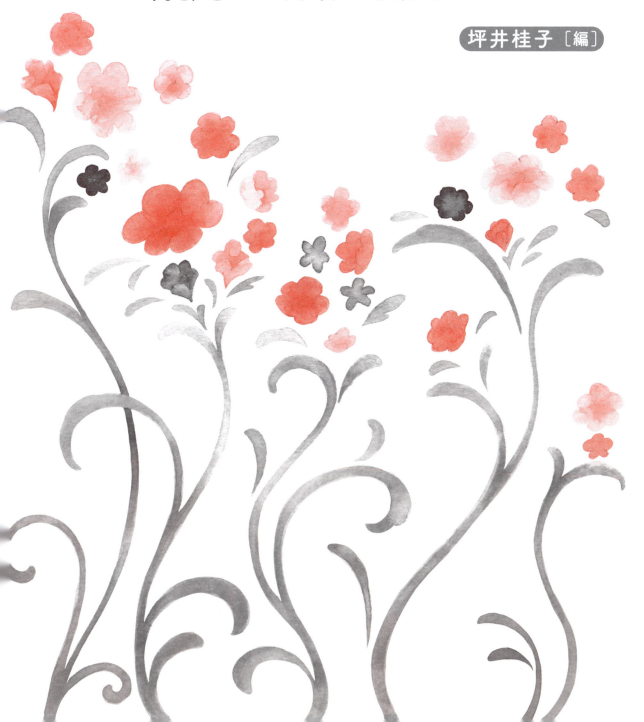

はじめに

　高齢者を「最期まで発達し続けていく人」と捉え、老年期の発達課題である「人生の統合」に向けた看護を実践するには、看護職者1人ひとりが有する「高齢者看護の実践能力」による影響が大きいと考えます。
　そして、この「高齢者看護の実践能力」は、看護基礎教育課程において修得した看護実践能力を基盤に、卒業後、1人ひとりの高齢者の「その人らしさ」を尊重した看護を実践し、生涯にわたってその専門性を高めるよう研鑽することによって育成されるものです。
　ここでいう「高齢者看護の実践能力」とは包括的な概念として捉えたもので、看護技術等に限った狭い意味では用いていません。
　超高齢社会が進む我が国では、地域包括ケアシステムの構築において、介護老人福祉施設（特別養護老人ホーム）・介護老人保健施設・介護療養型医療施設などの「高齢者ケア施設」の基盤整備が急務となっています。この基盤整備においては「看護の質」も問われており、看護職には「高齢者看護の実践能力」を有すること、そして、その力を持った看護職の育成が喫緊の課題となっています。

　これまでに筆者は、高齢者ケア施設で働く新任期看護師（入職後1～3年）の「高齢者看護の実践能力」を育成することに取り組んできました。
　この取り組みのきっかけとなった2つの理由があります。

　1つめは「看護大学の老年看護学分野の教員として"高齢者ケア施設に就業して看護実践能力を高めたい"という学生のニーズに応えたい」という現実的な課題があったことです。
　高齢者看護に関心をもち、「高齢者ケア施設に就業したい」と考えている学生が周囲の人に相談すると、「まずは一般病院に就職して経験を積んでから」と助言されることが多くあります。しかし、これらの助言の多くは、経験談を基にした根拠に乏しいものです。筆者は、このような状況で進路を選択する現状に疑問を抱き、改善・改革に取り組む必要性を強く感じました。
　「高齢者ケア施設では新卒者は務まらない。まずは、一般病院で経験を積んでから就職したほうがいい」というよくされがちな助言――本当にそうなのでしょうか？　そうであるとすれば、高齢者ケア施設で働くためには、一般病院でどのような経験を、どのくらいの期間積めばよいのでしょうか？　その問いに対する根拠のある明確な「答え」を明らかにするのは、とても難しいと思っています。しかし、その答えが明らかにされていないにもかかわらず、「新卒者はまず一般病院で経験を積む」という考え方が未だ主流なのです。

「答え」が明らかでないからこそ、老年看護学の教育・研究者の立場から、高齢者を看護する上で必要な能力や、それを修得するために必要な教育支援方法を明らかにする必要があると思い、本書の編集に取り組みました。

　2つめは「高齢者看護の質の向上に貢献するために、まず高齢者ケア施設の新任期看護師の教育支援方法を創出することが、前述した課題の改善・改革の第一歩になるのではないか」と考えたことです。

　高齢者ケア施設は、一般病院に比べて看護師の数が圧倒的に少ないのが現状です。そのような場で「高齢者看護の実践能力」を育成するのは困難といえます。しかし、だからこそ、「高齢者ケア施設の看護の場で創出された教育支援方法は、一般病院や訪問看護ステーション等の高齢者看護に関わるあらゆる場で活用できる」と考えました。そして、それは「まずは一般病院の経験を経てから」といった既成概念や固定観念に捉われない「新任期看護師に対する効果的な教育支援方法」でもあり、その方法を創出する必要があると考えたのです。

　本書では、「高齢者看護の実践能力」のうち、新任期看護師に強化が必要な能力として、下記の5つのテーマを取り上げました。

①倫理的に優れたケアをチームで実践する
②老年症候群の苦痛を緩和する日常生活援助
③認知症の生活機能障害に応じた日常生活援助
④心身の変化を早期に捉えたケア
⑤安楽で安寧な看取りに向けたケア

　この5つのテーマに基づく「高齢者看護の実践能力」について、13事例の教育支援方法を紹介しています。事例は、特定の高齢者、家族、看護師、施設を指すものではありません。書籍化にあたり、個別の情報の記載は最小限とし、匿名化し、加筆・修正した上で、再構成しています。

　各テーマにおいては「高齢者ケア施設の"教育支援者"が"新任期看護師"と共にケアを考えていく」形式で表記されていますが、重要なのは、その「内容と方法論」です。特に高齢者ケア施設では、日常業務の中で介護職と共にケアを行うため、看護師が行うケアの意義

や視点を常に意識していなければなりません。それは地域包括ケアが定着していく中で、あらゆる看護師に必要なものと考えます。

そのため、本書は高齢者ケア施設の教育支援者だけが対象ではなく、新任期看護師はもちろん、病院看護師や訪問看護師が「高齢者ケア施設における看護」について理解するのに役立つように編集されました。

高齢者ケア施設に就職する看護師は多くはありません。けれども、「高齢者ケア施設で看護に携わりたい」と志を持って就職する看護師と、その新任期看護師を受け入れて育てようとする施設や支援している看護師がいます。

我が国において基礎教育課程の中核をなす看護系大学が創設された背景として、医療施設に限らず、高齢者ケア施設などさまざまな場で活躍できる看護の人材育成への期待があります。1992年に「看護師等の人材確保の促進に関する法律」（いわゆる人確法）が施行され、質の高い看護職の人材育成の必要性が社会的に認められたため、多くの看護系大学の新設が認められました。そして、現在も増加の一途をたどっています。

2018年現在、看護系大学新卒者の高齢者ケア施設への就業は、僅かながらも増加しています。今後、さらに高齢者ケア施設において、新任期看護師の育成を拡充する必要があると考えます。そのためにも、本書が高齢者ケア施設の看護の質向上および教育支援の一助となることを願っています。

*

本書の執筆にあたり、多くの皆様にご支援をいただきましたことを心より感謝申し上げます。また、日本看護協会出版会の望月正敏氏には、本書の基となった研究開始当初より、深く関心を寄せていただき、出版に至るまであたたかいご支援をいただきましたことに深謝いたします。

なお、本書で紹介した事例の基となったデータは、「平成26～29年度科学研究補助金基盤研究（C）課題番号26463460（代表：坪井桂子）」の助成を受けて実施した研究の一部です。

2018年8月
執筆者を代表して　坪井 桂子

執筆者一覧

[編集]

坪井桂子　　　　神戸市看護大学看護学部 教授

[執筆]（執筆順）

坪井桂子　　　　前掲
　　　　　　　　（はじめに／第1章／第2章テーマ 2-1、2-2、2-5）

岸上弥栄美　　　海津市介護老人保健施設サンリバーはつらつ
　　　　　　　　（第2章テーマ 1-1、1-2、5-1）

長谷川美智子　　公益社団法人京都保健会 京都民医連中央病院
　　　　　　　　老人看護専門看護師
　　　　　　　　（第2章テーマ 2-3、2-4、5-2）

杉原陽子　　　　地方独立行政法人神戸市民病院機構 神戸市立医療センター西市民病院
　　　　　　　　老人看護専門看護師
　　　　　　　　（第2章テーマ 3-1、3-2）

秋定真有　　　　神戸市看護大学看護学部 助教
　　　　　　　　（第2章テーマ 4-1）

田中智子　　　　社会福祉法人きらくえん 法人本部
　　　　　　　　（第2章テーマ 4-2、5-1）

小野幸子　　　　新潟県立看護大学大学院看護学研究科老年看護学 教授
　　　　　　　　（おわりに）

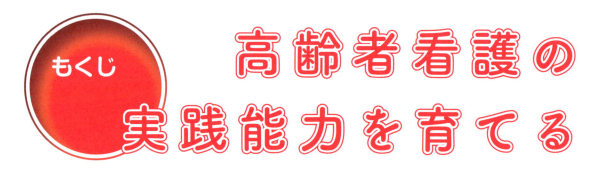

高齢者看護の実践能力を育てる

高齢者ケア施設の看護をベースにして

［編集］ 神戸市看護大学看護学部 教授　坪井 桂子

はじめに ………………………………………………………… 2

　執筆者一覧 ………………………………………………… 5

第1章 〈総論〉

「高齢者看護の実践能力」を育成する教育支援の方法とは …………… 10

第2章 〈解説〉 5つのテーマで理解する高齢者看護の実践能力

Theme 1 ● 倫理的に優れたケアをチームで実践する …………… 23

　1-❶ ［意思決定支援］
　　　高齢者の治療選択に関する意思決定を支える …………… 24

　1-❷ ［転倒予防］
　　　高齢者の意思を尊重することで転倒予防につなぐ …………… 30

Theme 2 ● 老年症候群の苦痛を緩和する日常生活援助 ･･････････ 39

2-① [かゆみ]
高齢者の「かゆみによる苦痛」を緩和する ････････････････････ 40

2-② [疼痛]
丁寧な日常生活援助で高齢者の「疼痛」を緩和する ･･･････････ 48

2-③ [難聴]
難聴のある高齢者の意思を尊重するコミュニケーションをとる ･･････ 56

2-④ [せん妄]
アセスメントで「せん妄」を予測して必要な治療につなぐ ････････ 63

2-⑤ [睡眠障害（不眠）]
不眠を生活全体の中で包括的に捉えて「眠れない」苦痛をケアする ･･ 71

Theme 3 ● 認知症の生活機能障害に応じた日常生活援助 ･････････ 79

3-① [入浴への抵抗]
入浴習慣や認知機能に配慮したケアで心地よい入浴に導く ････････ 80

3-② [「帰りたい」願い]
包括的なアセスメントで「帰りたい」という思いの理解を深める ････ 86

高齢者看護の
実践能力を育てる
高齢者ケア施設の看護をベースにして

Theme 4 ● 心身の変化を早期に捉えたケア …………… 93

4-❶ [低血糖]
見逃されやすい「低血糖」をアセスメントして早期に対応する …… 94

4-❷ [イレウス]
疾患を予測して異常の早期発見と対応につなぐ ……………… 101

Theme 5 ● 安楽で安寧な看取りに向けたケア …………… 109

5-❶ [看取りケアプラン]
死と向き合う家族の不安を受け止め、意向を尊重した看取りを実現する
……………………………………………………………… 110

5-❷ [看取り後]
「看取り」の経験を共に振り返る
……………………………………………………………… 117

おわりに ……………………………………………………… 124

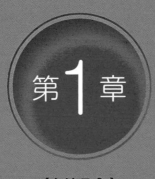

〈総論〉

「高齢者看護の実践能力」を育成する教育支援の方法とは

〈総論〉

「高齢者看護の実践能力」を育成する教育支援の方法とは

　本書では「**高齢者看護の実践能力**」を育成する教育支援方法を考えていきます。では、そもそも「看護実践能力」とは何なのでしょうか。

　日本看護系大学協議会により、学士課程における看護学教育の社会的使命を果たすよう看護学教育のあり方に関する検討が行われ、2004年に看護基本技術の内容や目標、学士課程で育成する看護実践能力の構成要素と卒業時の到達目標が示されました[1]。さらに2017年には、「学士課程においてコアとなる看護実践能力と卒業時到達目標」として、「学士課程版実践能力と到達目標」が示されました[2]。

　つまり、看護実践能力とは「専門領域に限ることなく、基礎教育課程卒業時に修得した能力」のことです。一方で、各専門領域における看護実践能力とは何かを明らかにし、その能力を向上する必要性も指摘されています。これは、専門性を高めるためには必要なことと考えています。

高齢者看護を実践する10の能力を5つのテーマから抽出する

　本書における「高齢者看護の実践能力」とは、編者（坪井）のこれまでの研究を基に、「看護基礎教育課程において修得した看護実践能力を基盤に発展させた能力であり、高齢者とその家族が尊厳あるより質の高い生活を営むことができるように看護援助を通じて基礎教育課程卒業後に修得していく専門能力」と定義しました。そして、「高齢者看護の実践能力」は、具体的には下記のように10の能力が挙げられました[3,4]。

①倫理的基盤に則り、高齢者個々の人権を擁護し、意思決定を支え、その人らしい生き方を支える援助ができる
②高齢者の加齢や疾患、障害の影響を受けた生活機能や日常生活上の課題は、家族を含めて包括的にアセスメントし、必要な援助方法を立案・実施・評価できる

③高齢者個々の生活機能に応じた自立や安全性を考え、必要な看護技術を適用できる

④高齢者に起こりやすい事故の予防や発生時の対応などリスクマネジメントの観点からケアができる

⑤高齢者が罹りやすい疾病や特有の症状を理解し、個々の高齢者の健康課題に応じた援助を実践できる

⑥認知症と共に生きる高齢者とその家族が尊厳ある療養生活を過ごせるように援助ができる

⑦高齢者と家族の関係性が発展できるように、療養生活や心身の状態に応じて家族への援助ができる

⑧高齢者や家族のケアの向上のために、保健・医療・福祉の専門職や地域の人々と連携・協働し、看護職としての役割や責務を果たすことができる

⑨人生の終末期にある高齢者とその家族の心身の苦痛や苦悩を緩和し、安寧に過ごせるようにし、高齢者の自己実現に向けた援助ができる

⑩高齢者看護の専門性を高めるための自己研鑽や実践上の課題解決のための研究的な取り組みなどを行い、看護学の発展を追究することができる

　これら10の「高齢者看護の実践能力」を育成するために、介護老人保健施設（以下：老健）の新任期看護師に教育支援を行いました。その結果、「新任期看護師には強化が必要な看護実践能力があること」そして、その育成に「教育支援が有用であること」がわかりました[5]。

　本書では、これらの「高齢者看護の実践能力」のうち、強化が必要な看護実践能力を育成するための方法を、第2章「〈解説〉5つのテーマで理解する高齢者看護の実践能力」において13の「事例」を用いて解説しています。なお、本書では「新任期看護師」を基礎教育課程を卒業した後に、高齢者ケア施設に入職して1～3年目の看護師とし、「高齢者ケア施設」とは、介護を要する高齢者の療養施設のうち、介護老人福祉施設（特別養護老人ホーム、以下：特養）・介護老人保健施設（以下：老健）・介護療養型医療施設とします。

　「事例」では、状況の概要の後に「新任期看護師に対するアセスメント結果」「新任期看護師への教育支援の目標」「具体的な教育支援方法」「教育支援の結果」「教育支援のポイント」の順に整理し、また、該当の事例に関連した知識として「NOTE」を記しています。いずれの事例においても、新任期看護師に対して教育支援者が「共にケアを考えていく」形となっています。

　本章〈総論〉では、この5つのテーマにおける「高齢者看護の実践能力」の教

育支援事例について、その概要を解説します。なお、ここでは「新任期看護師への教育支援の目標」「教育支援の結果」「教育支援のポイント」については触れていません。詳細は第2章をお読みいただければと思います。

テーマ1「倫理的に優れたケアをチームで実践する」

【高齢者の治療選択に関する意思決定を支える】

　本事例は、特養に入職して3年目の新任期看護師が「転移性腫瘍による病的骨折（左大腿部転子下骨折）」と診断されたAさんの治療選択に関する意思決定支援に不安を抱き、教育支援者に相談したところから支援が始まります。

　教育支援者は、新任期看護師に「倫理的視点を踏まえた意思決定支援に必要な能力を育成する必要がある」と考えました。高齢者が受診後、入院して治療をするのか、このまま施設で過ごすのか、治療選択への早急な対応が看護師に求められる可能性が高く、施設間での連携・協働が必要なケースだからです。

　具体的な教育支援方法は、倫理的課題を有する事例であることを踏まえ、まず新任期看護師の話を聞き、ケアの課題と感じていることを確認します。さらに、意思決定支援の目標を共有し、関係職種との具体的な調整方法を助言します。新任期看護師は1つひとつのプロセスにおいて、高齢者や家族の意向を継続的に確認できています。施設間の調整においては、新任期看護師の経験が少ないことに配慮し、教育支援者自らがモデルとなって、その役割を示します。病院のカンファレンスにおいては、高齢者の意向に沿う意思決定ができるように、看護師の役割や発言内容を予めシュミレーションを行い、新任期看護師が自信をもって役割を果たせる場となるよう、方向性は示しつつも新任期看護師の主体性を尊重した支援を行っています。

【高齢者の意思を尊重することで転倒予防につなぐ】

　本事例は、老健に入職して4カ月目の新任期看護師が、脳血管性認知症を有し、見守りが必要な高齢者Bさんの転倒予防の対応に困り、教育支援者に相談したところから支援が始まります。

　教育支援者は、新任期看護師と面談し、単に転倒予防のために行動を抑制するのではなく、本人の「動きたい」という思いを言動から捉えるケアができていないとアセスメントします。そして、施設内で転倒事故が続く中で、新任期看護師が倫理的課題に気づき、対応する能力を育てる必要があると考えました。

　具体的な教育支援方法は、まず、新任期看護師が抱えている思いやジレンマの表出を促して整理した上で、アセスメントの内容を確認します。そして、高齢者

が起き上がろうとする行為には必ず理由があるため、その言動の背景にある思いを想像し、意思ある人として敬意をもって関わる姿勢の重要性や倫理的に不足している視点の気づきを促します。

また、教育支援者は認知症を有する高齢者とのコミュニケーション方法や生活習慣やニーズに応じたケアのモデルを示します。さらに、尊厳あるケア方法をチームで検討するカンファレンスの場を設けています。

*

これら2事例の教育支援から、「倫理的に優れたケアをチームで実践する」において、教育支援者は、新任期看護師の思いや気づきを言葉にするように優しく働きかけ、事例の倫理的課題を共に明確にする支援を行っています。

また、高齢者の尊厳を守るケアの実践のために、施設内外の関係職種と連携・協働し、高齢者への最良のケアを追究する姿勢が倫理的に優れたケアを提供する上で重要であるという役割をモデルとして示しています。そして、新任期看護師がチームで主体的に実践する能力を育てるためには、カンファレンスを開催する機会をつくるなど具体的な方法を示し、正解のない中で、思いや価値観をチームメンバーで共有することを促しています。

テーマ2「老年症候群の苦痛を緩和する日常生活援助」

【高齢者の「かゆみによる苦痛」を緩和する】

本事例は、老健に入職して2年目の新任期看護師が、排泄介助をしていた介護職より、「Cさんがお尻をかゆがっている」と報告を受け、介護職と共にCさんの皮膚を観察したものの、1人では判断ができず、介護職への助言ができなかった対応を教育支援者に相談したところから支援が始まります。教育支援者は、新任期看護師がかゆみの原因疾患を推測し、その苦痛を理解した上で必要なアセスメントとケアの判断ができるための支援が必要と考えました。

具体的な教育支援方法は、まず、新任期看護師が皮膚を観察した内容を確認し、不足項目を質問し、皮膚の状態を共に観察します。ここで重要なのは、創傷による痛みを確認するだけでなく、痛みを伴う生活を想像し、かゆみに伴う苦痛に目を向け、早期対応により苦痛が緩和される意義を確認していることです。

かゆみのアセスメントは、生活状況や生活史から得るようにし、陰臀部のかゆみであることから排泄状況を把握し、かゆみの要因となるケア方法や環境の改善をカンファレンスで検討しています。また、介護職から報告を受けた際は、必ず本人のもとへ行き、報告の内容を確認し、判断したことおよび対応を、介護職に

根拠を持ってわかりやすく説明することを助言しています。

【丁寧な日常生活援助で高齢者の「疼痛」を緩和する】

本事例は、特養に入職して2カ月目の新任期看護師が、脳梗塞を発症後に日常生活全般に介助が必要な四肢に拘縮があるDさんのおむつ交換の際、おそるおそる足に触っていることに教育支援者が気づいて声をかけると、「足の拘縮が強くて、骨が折れてしまうのでは……」と話したところから支援が始まります。

教育支援者は「新任期看護師は拘縮についての基礎知識が十分でなく、高齢者へのおむつ交換など基本的なケアが効果的に実践できない状況にある。Dさんは股関節の屈曲拘縮が強く、改善は見込めない状態であり、機能が回復しないからこそ、さらなる悪化を予防し、拘縮による苦痛を緩和する視点を持つ必要がある」と考えました。その上で、「新任期看護師が日常的に行っているおむつ交換や体位変換の重要性に気づく機会をつくる必要がある」と考えました。

具体的な教育支援方法は、まず、新任期看護師の不安の理由を確認します。次に、拘縮の基本的な知識を確認・提供し、共に拘縮のアセスメントを行った上で、保持している機能にも着目しながら、新たな拘縮が生じないよう予防する視点を持つことを助言します。ケアの際に痛みが生じることも確認し、苦痛緩和の具体的なケア方法や目標の助言だけでなく、丁寧に日常生活援助を行うことの重要性をチームで検討・共有する場をつくります。

【難聴のある高齢者の意思を尊重するコミュニケーションをとる】

本事例は、特養に入職して1年目の新任期看護師が「中等度のアルツハイマー型認知症と難聴があるEさんとのコミュニケーションがうまくとれず、落ち込んでいる」と教育支援者に話したところから支援が始まります。

教育支援者は、Eさんが日頃拒否をしない場面で拒否していることから、「新任期看護師の関わりによって反応が引き起こされた可能性があり、難聴と認知機能の低下に配慮したケアができるように支援する必要がある」と考えました。

具体的な教育支援方法は、まず新任期看護師がEさんに「拒否」されたときの気持ちを受け止め、できるだけ冷静に振り返ることを促し、難聴の理解と聴覚のアセスメントや個別性を踏まえた具体的なケアを一緒に考えます。新任期看護師は、看護の基礎教育課程において、難聴や認知機能が低下した中で生活することの基礎知識を理解できているはずですが、臨床の場で接する個々の高齢者の苦悩はそれぞれ異なっており、その想像を促すことも支援として重要です。教育支援者は、看護師が老化や疾病を体験していないからこそ、高齢者の状態を想像する力を高めることが質の高い看護につながると考えています。

【アセスメントで「せん妄」を予測して必要な治療につなぐ】

　本事例は、老健に入職して2年目の新任期看護師が「Fさんの身体疾患を予測できず、低血糖を予防できなかった」と落胆していることに教育支援者が気づいたところから支援が始まります。

　「新任期看護師は介護職が異変に気づいて報告した内容から"せん妄"を予測した対応ができていない」と、教育支援者は考えました。

　具体的な教育支援方法は、まず新任期看護師の落胆する気持ちに共感し、経験を振り返ることの大切さを伝えます。せん妄と認知症との違いを確認し、せん妄の有無を優先的に判断し、身体疾患を見逃さないよう助言します。その際に、せん妄のスクリーニングツールの活用方法を示す等、せん妄の要因の基礎知識、予測される合併症を防ぐアセスメントの必要性を確認します。せん妄を予測した対応は介護職と協働して行いますが、必要な治療につなぐ看護師の役割を確認しています。

【不眠を生活全体の中で包括的に捉えて「眠れない」苦痛をケアする】

　本事例は、老健に入職して2年目の新任期看護師が、レスパイトの目的でショートステイ利用中のGさんの不眠への対応を介護職から相談され、睡眠薬使用の判断に困り、教育支援者に相談したところから支援が始まります。

　教育支援者は、不眠による苦痛に対して、新任期看護師が生活リズムの変化・生活史等をもとにした包括的なアセスメントや、自宅に帰る生活を見据えた具体的なケア方法を見いだせておらず、チームで検討する働きかけが不足していることの教育支援が必要であると考えました。

　具体的な教育支援方法は、まず新任期看護師が、状況をどのように捉えて悩んでいるのかを聴き、ケアの課題を確認し、共に取り組むことを伝えます。次に「眠ること」は生活の中で多くの時間を占めるため、不眠を生活全体の中で包括的に捉えるよう助言し、加齢と認知機能障害によって不眠が生じやすく、不穏やせん妄を起こす可能性を踏まえたアセスメントツールの活用を提案します。また、非薬物療法による対応が第一であるため、かかりつけ医師と薬物の種類・使用方法を相談する必要性を助言します。本事例の高齢者はショートステイの利用であるため、自宅での生活につなぐように、生活リズムを整えるケアの検討や少しでもなじみのある生活となるよう施設での環境調整が大切であることも伝えます。新任期看護師が包括的にアセスメントした上で、チームで連携・協働し、ケアができたことを確認し、ポジティブにフィードバックします。

＊

　これら5事例の教育支援から、「老年症候群の苦痛を緩和する日常生活援助」に

おいて、教育支援者は新任期看護師の思いや気づきを糸口にケアを共に見いだし、主体性を尊重することを基盤に、実践の振り返りを促し、実践の価値を意味づけ、実践を見守り、効果的なアプローチを行っていることがわかります。

また、老化や老年症候群によって言葉にできない高齢者の苦痛の体験を想像するよう新任期看護師に問いかけ、苦痛を緩和するケア方法を助言し、高齢者の保持している機能に着目し、ケアによって生じるさらなる痛みを予防する方法を助言しています。さらに、高齢者への行動抑制や薬剤使用の弊害を理解し、安易に実施しない原則を確認する等、尊厳を守る基本的な役割を示しています。

そして、高齢者と家族の思いに寄り添う姿勢を支持し、実践を意味づけ、ケアの意図と方法を伝える等、意思を尊重する態度の醸成をめざした支援を行っています。チームでケアの意義・目標を共有する場をつくり、介護職をはじめ、多職種と協働し、ケアを検討する意義を確認し、チームケアの意義を認め合う関係性の構築もはかっています。

テーマ３「認知症の生活機能障害に応じた日常生活援助」

【入浴習慣や認知機能に配慮したケアで心地よい入浴に導く】

本事例は、老健に入職して８カ月目の新任期看護師が中等度のアルツハイマー型認知症を有するＨさんに「入浴への促しを抵抗された」と落ち込む中で、教育支援者が「高齢者に心地よい入浴とは何か」を問うところから支援が始まります。

教育支援者は、Ｈさんの意に沿わない新任期看護師の関わりが入浴への抵抗につながった可能性があるが、それに気づいていないこと、心地よいと感じられる入浴のためには、入浴習慣や認知機能に配慮したケア方法をチームで検討・実施することへの支援が必要と考えました。

具体的な教育支援方法は、まず入浴への抵抗をされたときの新任期看護師の率直な思いを傾聴し受け止めます。その上で、心地よく入浴するためのケア方法の検討が重要と伝え、入浴ケアの目的を確認します。また、入浴への抵抗が生じた場面の振り返りを促し、一緒に抵抗の要因をアセスメントします。

そして、入浴への抵抗がないことを目標にするのではなく、多様な入浴習慣や文化を組み入れた高齢者にとって心地よい入浴方法をチームで検討・実施することが重要であると確認します。

【包括的なアセスメントで「帰りたい」という思いの理解を深める】

本事例は、老健に入職して３年目の新任期看護師が「家に帰りたい」と懇願するＪさんの思い、そして家族からＪさんに忘れられていく不安を聞いたときに十

分でなかった対応を悩み、教育支援者に相談したところから支援が始まります。

　教育支援者は、「帰りたい」というJさんの思いの背景を、「認知機能障害による症状や生活史から包括的にアセスメントし、ケアに活かす必要がある。また、家族の思いも受け止める必要がある」と考えました。

　具体的な教育支援方法は、まず新任期看護師の悩みを受け止め、Jさんの言葉を確認し、「思い」を引き出す関わりとは何かを問いかけます。次に、老健に入所する前にいた小規模多機能施設での過ごし方や、これまでの生活史・生活習慣、大切にしている価値観から思いの背景を推測し、確認するように伝えます。また、失われていく記憶や見当識障害などの中核症状を補うケアで家族の不安を軽減するようにします。教育支援者は、Jさんと家族へのケアをチームで検討する場であるカンファレンスではファシリテーターとなり、その役割を示しています。

＊

　これら2事例の教育支援から、「認知症の生活機能障害に応じた日常生活援助」において、教育支援者は新任期看護師がBPSD（認知症の行動・心理症状）に直面した感情を支え、実践の振り返りを促し、BPSDをなくすことに捉われることなく、ケアの本質に気づき、高齢者の力を活かすように実践の価値を意味づけ、実践を見守り、効果的なアプローチにつなぐ支援を行っています。また、新任期看護師が高齢者の尊厳を守る役割を理解し、高齢者と家族の思いを尊重し、チームでケアを創造するための看護師の役割モデルを示しています。

テーマ4「心身の変化を早期に捉えたケア」

【見逃されやすい「低血糖」をアセスメントして早期に対応する】

　本事例は、療養型医療施設に入職して6カ月目の新任期看護師がアルツハイマー型認知症を有するKさんの反応が乏しく、「何かおかしい」と思い、教育支援者に報告したところから支援が始まります。

　教育支援者は、新任期看護師が低血糖を予測できていなかったため、典型的な低血糖の症状と病歴を踏まえたアセスメントを学ぶことと、高齢者の急変の特徴を理解し、起こりうるリスクをアセスメントする力の強化と早期対応ができるよう、介護職との情報共有の重要性を理解する必要があると考えました。

　具体的な教育支援方法は、まず新任期看護師が高齢者の状態をどのようにアセスメントしていたのか共に振り返り、上手くできなかった思いを受け止めつつも、次の急変への対応に向かう力を育てるように関わります。Kさんの病態像の整理を促し、意識レベルの低下がみられたときに予測される症状や疾患について再確

認をします。そして、今後起こりうる異常の早期発見・対応に向け、介護職と連携する方法をモデルとして示しています。

【疾患を予測して異常の早期発見と対応につなぐ】

本事例は、特養に入職して1年目の新任期看護師が認知症を有する日常生活全般に介助が必要なMさんの嘔吐と腹痛を訴えた際のアセスメントや対応に「自信がない」と教育支援者にと打ち明けたところから支援が始まります。

教育支援者は「新任期看護師が自信を持って急変に対応していくために、不足している知識・技術の内容を明らかにし、その修得に向き合えるように支援する必要がある」「高齢者は典型的な症状が表れにくい」ことを理解した上で、緊急性を判断し、苦痛の軽減ができるための支援が必要だと考えました。

具体的な教育支援方法は、まず新任期看護師の自信のない気持ちを受け止め、知識・技術を確認します。次に、高齢者の反応の現れにくさを踏まえて、緊急性の高さを判断する必要があること、嘔吐の原因を予測しつつイレウスの可能性を考え、観察とアセスメントを共に行うこと、適切に受診できるタイミングをはかれるように症状の経過を観察すること、受診の際にMさんが納得できるようわかりやすく説明することを助言します。また、教育支援者は主治医や家族への説明において、家族の安心につながるケアモデルを示しています。

*

これら2事例の教育支援から、「心身の変化を早期に捉えたケア」において、教育支援者は新任期看護師がつらかった感情を表出し、向き合う過程を支援するとともに状況を整理し、今後に向けて新任期看護師自身が課題を見いだすことができるよう促しています。また、高齢者の非典型的な症状を捉え、異常の早期発見と対応ができるようにアセスメントやケア方法を具体的に助言しています。

一方、新任期看護師が自信が持てない対応や経験の少ないケアをするときには、チーム全体で新任期看護師を支える体制を整えることが基本であることを周知し、介護職や主治医との連携を教育支援者自身がモデルとなって示しています。

テーマ5「安楽で安寧な看取りに向けたケア」

【死と向き合う家族の不安を受け止め、意向を尊重した看取りを実現する】

本事例は、老健に入職して2年目の新任期看護師が、90歳代のNさんを施設で看取るための「看取りケアプラン」を作成し、「家族に見てもらう前に内容を確認したい」と教育支援者に相談をしたときから教育支援が始まります。

教育支援者は、サービス担当者会議上で「看取りケアプラン」を説明すること

が新任期看護師にとって初めての経験であることを考え、「Nさんと家族の意向に沿った看取りケアが実施されるためには、説明の場において、新任期看護師が看護師の役割を理解しておく必要がある」と考えました。

具体的な教育支援方法は、まず、「看取りケアプラン」を説明する場で家族に何を伝えたいのかを確認し、サービス担当者会議に参加することの目標を新任期看護師と共に設定します。そして、家族の揺れる思いや心情をありのままに受け止め、最期まで家族の意向を尊重する姿勢を示すことの重要性を伝えるほか、看取りに向けての多くの看護実践について助言しています。

【「看取り」の経験を共に振り返る】

本事例は、特養に入職して3年目の新任期看護師が、90歳代の入居者Tさんを施設で看取ったときに「ご家族が立ち会えなかった」と教育支援者の前で涙を流したところから支援が始まっています。

教育支援者は、新任期看護師自身がTさんと家族にとってよいケアだったと意味づけることが大切で、「家族が最期に立ち会うことに価値を置いた」自身の思考に気づき、涙する「思い」を1人で抱え込むことなく、チームでケアしてきたことを振り返り、力にしてほしいと考えました。

具体的な教育支援方法は、まず新任期看護師が「思い」を言葉にできるよう傾聴し、Tさんと家族の「看取り」の場面をチームで共有するための「看取り後のカンファレンス」の開催を提案します。カンファレンス後に新任期看護師の思いを確認し、日々のケアの延長線に「看取り」のケアがあることを示しています。

＊

これら2事例の教育支援から、施設における「安楽で安寧な看取りに向けたケア」において、教育支援者は、新任期看護師が高齢者が施設に入ったときから死を見据えておくことの大切さ、家族へのきめ細かな説明、チームで看取りケアの方法を検討していくことなどを整理しています。また、看取り後のケアにおいては、家族だけでなく、チームでケアしてきたスタッフの思いを共有すること、「看取り後のカンファレンス」では安楽で安寧となったケアを確認することなどを助言しています。

教育支援で導かれた「高齢者看護の実践能力」はあらゆる看護の場面で活かすことができる

13事例を読むと、「新任期看護師への教育支援方法には共通する内容があること」に気づかれると思います。大きな流れとして、まず新任期看護師の不安や状況を

確認した上で、教育支援が必要な状態をアセスメントし、教育支援の目標を設定し、具体的な支援に入ります。この支援への入り方ですが、教育支援者が新任期看護師の様子から「支援が必要」と判断して開始している場合もあれば、新任期看護師から相談を受けて支援を始めている場合もあります。

実際の現場では、特に経験年数が1年未満の新任期看護師には、教育支援者が細やかな配慮をしていることが多く、重要なのは施設全体で新任期看護師を支える体制を整備することでしょう。

新任期看護師は「高齢者看護をしたい！」という強い志向性をもって、高齢者ケア施設に就職します。「その志向性を尊重することは教育支援の基盤」となります。その上で、ニーズの本質を捉えたケア方法を助言します。

本書でも、多くの事例において、「日常生活での些細な変化を捉えること」「埋もれている倫理的課題への気づきを促進すること」「高齢者に特有の非典型的な症状を捉えて異常の早期発見と対応ができること」「高齢者本人の思考を理解し、最善のケアを追究すること」など、看護師として高齢者の尊厳を護る基本的な役割を確認し、高齢者と家族の意思を尊重する態度を醸成するための教育支援方法が示されています。そして、この教育支援方法により導かれる看護実践は「チームケアの意義と実践を強化すること」につながっています。

*

本書は、全ての事例が実際の教育支援を再構成して示されています。したがって、現場においては類似した事例も多いと考えられ、新任期看護師だけでなく、新任期以外の看護師の教育支援にも用いることができると思います。

さらに、本書で示された教育支援方法は「高齢者看護の本質」を表しており、高齢者ケア施設に限らず、訪問看護ステーションやグループホーム等の小規模施設、急性期病院においても応用が可能であると考えます。

【参考文献】
1) 看護学教育の在り方に関する検討会報告：看護実践能力育成の充実に向けた大学卒業時の到達目標，2004.
2) 大学における看護系人材養成の在り方に関する検討会：看護学教育モデル・コア・カリキュラム～「学士課程においてコアとなる看護実践能力」の修得を目指した学修目標～，2017.
3) 坪井桂子：高齢者ケア施設における新任期看護師の学士課程卒業者の高齢者看護の実践能力を育成する教育支援の検討，日本看護学教育学会，23 (3)，p.15-29，2014.
4) 坪井桂子：高齢者看護の実践能力を構成する項目作成の試み，老年看護学，13 (1)，p.83-94，2008.
5) 坪井桂子：「高齢者看護の実践能力を育成する教育支援プログラム」を基盤とした3年間の教育支援，コミュニティケア，15 (10)，p.60-63，2013.

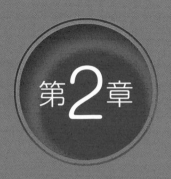

〈解説〉

5つのテーマで理解する高齢者看護の実践能力

Theme 1

倫理的に優れたケアを
チームで実践する

　看護師が専門職としてより質の高いケアを提供するためには、深い知識と確実な看護技術だけでなく、高い「倫理性」が不可欠です。

　医療倫理は「自律尊重」「無危害」「善行」「正義」の4原則からなり、倫理的課題の解決への指針となっていますが、医療の進歩や人々の権利意識の高まり、価値観の多様化等により、多くの課題に直面するようになっています。

　日本看護協会は、2003年に現場で実践を行う看護者を対象とした行動指針として「看護者の倫理綱領」を公表しました。これは、自らの実践を内省する際の基盤として活用するものであり、さらには社会的責任を果たすという性質も込められています。

　高齢者ケア施設においては、日常生活援助がルーティン化されていることや高齢者の生活や身体状況に変化が見えにくいことなどにより、個別性や意思決定支援に注意が向けられにくいという現状があります。高齢者の尊厳を守り、その人らしい生活を支えるためには、日常倫理に目を向けることが必要です。

　日々の看護実践の中で、「本当にこれでよいのか」「もっと他に方法はないか」と、人知れず悩んでいる看護師もいることでしょう。

　しかし、この悩み・揺らぐ感情は日常のケアに内在している倫理的課題に向き合うことで生まれるものであり、看護師に不可欠な倫理的感受性ではないでしょうか。

　多職種が協働している高齢者ケア施設においては、組織的な倫理研修や、話し合いのしやすい職場風土の構築の必要性が倫理的課題への取り組みとして示されており、その推進役として看護師の役割は大きいものがあります。

　ここでは、「倫理的に優れたケアをチームで実践するための取り組み」を支援する方法を考えます。思いや気づきの言語化を促すことを通して「倫理的課題」を明確化し、関係職種と共に高齢者への最良のケアを追求する看護実践能力を育てるために必要なことをお伝えします。

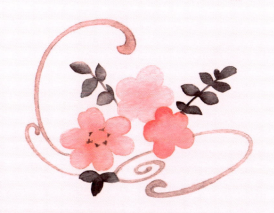

Theme 1 ● 倫理的に優れたケアをチームで実践する［意思決定支援］

1 高齢者の治療選択に関する意思決定を支える

　ここでは、高齢者の治療選択に関する意思決定を支える看護実践能力を修得するために、新任期看護師をどのように支援していくかを考えます。

　意思決定支援では、高齢者とその家族の意思・意向を引き出す関わりが重要となってきます。そのために、新任期看護師にまず必要なのは「相手を大切に思う気持ち」をもつことです。そして、不安や迷いで共に悩む「人としての基本的な倫理的感受性」を高めることが大切です。また、関係職種からなるチームとして情報を共有し、組織的にケアを提供するために、高齢者と家族、そしてスタッフ間の調整をはかり、ケアの方向性を示す役割があります。

　以下に、特別養護老人ホームに入職して3年目の新任期看護師への教育支援事例を紹介します。

事例

治療選択の意思決定支援に不安を抱いているケース

　特別養護老人ホームに3年前から入居中の80歳代の男性Aさんは、入居の1年前に「進行性の胃がん、転移性大腸がん、骨盤内骨転移腫瘍」と診断されましたが、オピオイドによる疼痛コントロールで、苦痛症状は緩和されていました。

　前日の夜間から左大腿部痛が現れたため、病院を受診した結果、「転移性腫瘍による病的骨折（左大腿部転子下骨折）」と診断されました。新任期看護師はAさんの妻と共に受診に同行し、そこで病院から手術説明の日程調整が行われました。そのときに妻が「どうしよう。怖い。決められない」と不安そうにしていた様子が気になり、Aさんと妻への治療選択に関する意思決定支援が必要と考えましたが、そのことを自分に担えるか不安に感じ、教育支援者に相談に来ました。

　Aさんと妻には「施設での看取り」の意向を確認しており、新任期看護師は「看取りケアプラン」の立案に向けて準備しているところでした。

新任期看護師に対するアセスメント結果

1 ▶ 倫理的視点をふまえた意思決定支援に必要な能力を養う必要がある

　Aさんは「施設での看取り」の意向が確認され、ケアプランを立案しているところでしたが、病状の変化に伴い、治療選択に関する意思決定支援とともに、再度、意向を確認する状況にあります。

　意向は変更されてもよいこと、またその場合は高齢者と家族の決断を尊重する姿勢を示すことが大切です。そのために、継続的に話し合いの機会を設けることの重要性を、教育支援者は新任期看護師に助言し、意思決定支援に必要な能力を養う必要があると考えました。

2 ▶ 施設内外の連携に必要な調整をはかることに不安がある

　Aさんのケースでは、治療選択に関する意思決定支援に医療機関との連携が必要であると考えましたが、新任期看護師はその役割を担うことに不安な様子でした。高齢者と家族の意向を把握し、両施設が共通認識をもつことが大切です。

3 ▶ チームで高齢者の意向を支える支援に不安がある

　看取り期における病状変化により、家族だけでなく施設でケアに携わるスタッフ（チーム）も不安を抱くことが予測されました。共に働く介護職の不安を軽減するため、進行していく疾患の経過や症状マネジメントに関する情報提供を行うことは、看護職の重要な役割です。「Aさんと妻の意向をチームでどのように支えることができるのか、新任期看護師がリーダーシップを発揮できるよう支援する必要がある」と考えました。

新任期看護師への教育支援の目標

1) 高齢者・家族の意向を継続的に確認し意思決定支援を実践することができる
2) 施設内外の連携に必要な看護師の役割を担うことができる
3) 高齢者の意向を尊重したケアをチームで実践することができる

具体的な教育支援方法

● 初めの関わり方

ケアの課題を確認し、共に援助に関わる姿勢を示す

　教育支援者は、まずは新任期看護師の話を肯定的に聞き、ケアの課題と感じていることを確認します。そして、それが重要な問題意識であると受け止め、新任

期看護師が安心して関わることができるよう共に取り組むことを伝えます。

　高齢者への手術は侵襲性の高い治療となるだけでなく、命に関わる重大な決定となるため、病状経過や家族の意向などの情報を医療機関と共有し、AさんのQOLを重視した治療選択につなげる必要性を確認します。

　また、看取り期にある高齢者においては「手術をしない」という選択肢も必要になることを確認します。

● ケアの目標を共有
意思決定支援の目標を確認し、関係職種との調整方法を助言する

　教育支援者は、新任期看護師に「病院での面談に同席し、看取りを見据えてきたこれまでの経過や、Aさんと妻の意向を病院関係者に情報を提供し、話し合う必要性」を伝えました。

　そして、新任期看護師と意思決定支援の目標を確認し、生活相談員に状況報告をしながら病院関係者と調整する準備を助言します。

高齢者と家族の意向を尊重し、最期までケアに携わる姿勢をチームで確認する

　Aさんのようなケースでも、本人と家族の意向があれば施設での看取りを受け入れ、チームとして最期までケアに関わる姿勢を示すことが大切であると考えました。Aさんと妻に対し、施設として今後も継続してケアに関わることをチームメンバーと共有した上で、看取りケアに当たって不安なことなどを、チームメンバーが率直に意見交換する場を設けます。

　その中で、骨折やがんの進行に伴う症状への対応に不安があることが確認されました。そこで病状の確認や症状マネジメントについて病院の判断を確認すること、今回のようなチームの話し合いを継続することの重要性を確認します。

組織として看取りケアを行う方針を確認する

　施設管理者に状況を報告し、手術をする・しないにかかわらず、Aさんと妻への意思決定支援を施設として行い、看取りケアに向けた治療選択の調整を開始する方針を新任期看護師と確認します。

● 看護実践を通して
家族の現状や意向を継続的に確認する援助ができていることをフィードバックする

　新任期看護師との関わりにより、妻は「夫は病院に行くのが嫌いな人だったから、最期は施設でという気持ちは変わっていない」と現在の思いを話しました。家族の状況や意向の確認など、できている支援をポジティブにフィードバックします。

対象者と家族の意向に基づく話し合いができるよう、施設間の調整をはかる役割を示す

　特養では施設間の連絡・調整は通常、生活相談員が担っていますが、身体的側面については看護師が事前に病院関係者に情報を提供します。

　今回は、生活相談員と相談の上、病状の経過や看取りの意向が確認されていたこと、また、妻が治療選択に不安を感じていることなどを、教育支援者が病院側へ事前に伝えました。新任期看護師へは、このような施設間の調整に必要な役割をモデルとして示します。

意思・意向を汲み取り、支援に活かせていることを伝える

　新任期看護師は面談前にＡさんのベッドサイドへ行き、痛みや不安の有無、困りごとはないかなどを確認しました。そして、この後、病院関係者と治療方針について話し合いをすることを伝えると、Ａさんは「ほー、任した」と家族のほうを見て言いました。この言葉を聞いた新任期看護師は、「何がＡさんにとって大事なのかを考えられる面談にしていきますね」と話しました。

　教育支援者は、常にＡさんの意思に沿おうとする姿勢が重要であること、また面談のサポートをすることを伝えます。

施設間で意向の共通認識をはかることを促し、話し合いを見守る

　面談では、家族がＡさんの意向に沿う意思決定ができるような話し合いとなるように同席して見守ります。新任期看護師があらかじめ準備してきた情報（病状の変化を捉え、看取りの意向を確認してきた経過など）を提供し、さらに手術をしない選択についての説明を主治医に依頼することを見守ります。

　家族からは「本人は慣れた施設に帰りたがっています。最期は施設でお願いしたいと私も思っています」と手術しない意向が伝えられました。病院側から退院に向け、症状マネジメントが必要なときは協働して行うことが提案されました。

家族の意思決定を尊重し、気持ちに共感する姿勢を支持する

　新任期看護師は、施設での看取りを希望する家族の決定を肯定的に受け止め、家族に対して最期まで支援することを伝えました。その様子を見守り、同じ思いであることを伝えます。

望む看取りの実現に向け、チームをエンパワメントする行動を支持する

　新任期看護師は面談の様子をチームに報告し、看取りケアプランを具体化することを確認します。さらに、病院から情報収集したケア方法をチームで共有するとともに、がんの進行に伴って予測される危険性を説明し、それも自然な死として家族は看取りを覚悟していることを伝えました。

　Ａさんと家族が望む看取りの実現に向け、チームが不安に感じていることを話

し合いから捉え、それを軽減し、チームメンバーそれぞれが自信をもってケアできるようにすることが、チームのエンパワメントにつながると考えます。

チームの介護職から「最期に自分たちにできることは何でしょう？」と発言があったことに対し、新任期看護師は「苦痛を緩和して、これまで通り丁寧に関わることが何よりも大切」と返答し、教育支援者はこの発言を支持しました。

● **実践の評価・振り返り**

実践をねぎらい、施設内外の連携の重要性を確認する

教育支援者は、Aさんの看取り後、新任期看護師が受け持ち看護師として役割を果たしたことをねぎらいました。そして、施設内外の連携を調整する役割の重要性に気づいていることを確認しました。

教育支援の結果

以上の具体的な支援を実施した結果、新任期看護師は次のように語りました。

「病院受診のとき、奥さんが不安そうにしている様子がありましたが、何と声をかけてよいかもわかりませんでした。Aさんと奥さんが納得して方針を選択してもらえたことがよかったです。病院との面談では、情報提供する内容や聞きたいことを事前に準備していくことが大切だとわかりました。介護職からも、病気のことはわからないから教えてくれて助かったと言ってもらえました」

[教育支援の参考や根拠となる文献]
1) 大西奈保子：ターミナルケアに携わる看護師の"肯定的な気づき"と態度変容過程，日本看護科学会誌，29(3)，p.34-42，2009．
2) 土谷千津子：死をタブー視しない！ 看取りに向けた意思確認・意思決定支援，高齢者安心安全ケア実践と記録，15(3)，p.59-65，2018．

■ **意思決定支援のための教育支援のポイント**

①本人や家族の意思・意向を尊重し、具体的な治療選択の意思決定支援を見守る
②関係職種と共に施設間の連携をはかる役割の重要性を説明する
③チームとして望む看取りの実現に向け、意思を支えるケアが実践できるようにエンパワメントする行動を支持する

高齢者の治療選択

　2017年、厚生労働省は「人生の最終段階における医療に関する意識調査」を実施した。その中で「治療方針について家族や医療・介護関係者と話し合ったことがあるか」という問いに対して、60歳以上の約半数が「話し合ったことがない」と回答している。そのような場合は高齢者の意に反する治療選択がなされたり、重大な決断を迫られる家族への心理的負担も大きく、最期までその人らしく生きることへの妨げともなり得る。

　これまでの医療現場では「説明－同意モデル」であるインフォームド・コンセントによって治療選択が行われてきたが、エンド・オブ・ライフケアの概念のもと「情報共有－合意モデル」が重要視されるようになってきた。

　高齢者の治療選択は単に方針を決定することではなく、高齢者が望む生き方を支える看護実践である。治療方針も含め最期をどのように過ごしたいのか、高齢者の意思が尊重された医療とケアの提供が尊厳ある生き方の実現につながる。

[参考文献]
1) 長江弘子：看護実践にいかすエンド・オブ・ライフケア, 日本看護協会出版会, p. 98-104, 2018.

高齢者ケア施設におけるACP

　諸外国でアドバンス・ケア・プランニング（Advance Care Planning：ACP）が重要視され、ガイドラインの提示やファシリテーターの育成が行われている中、近年わが国でもACPが着目され、人生の最終段階の医療を中心に展開されるようになってきた。ACPの定義は「将来の意思決定能力の低下に備えて、今後の治療・ケア、療養に関する意向、代理意思決定者などについて患者・家族、医療者があらかじめ話し合うプロセス」とある。

　2007年、厚生労働省は「人生の最終段階における医療・ケアの決定プロセスに関するガイドライン（2018年改訂）」を策定した。医療・ケアチームと十分な話し合いを行い、本人による意思決定を基本とした上で、人生の最終段階における医療・ケアを進めていくことを原則としている。

　高齢者ケア施設におけるACPの取り組みについては、認知症を有する高齢者に対するACPや、高齢者介護施設用ACPシートの開発に関する取り組みが行われている。ACPの実践は、対象者本人の自律的な意思決定を保証する観点から倫理的意義も大きい。超高齢社会を迎え、高齢者ケア施設で最期を迎える人が増えていく中、今後、介護の現場にもACPが広く浸透していくことを期待したい。

[参考文献]
1) 西川満則, 長江弘子, 横江由理子：本人の意思を尊重する意思決定支援 事例で学ぶアドバンス・ケア・プランニング, 南山堂, 2016.
2) 平川仁尚, 植村和正, 葛谷雅文：高齢者介護施設用アドバンス・ケアプランニングシートの開発, ホスピスケアと在宅ケア, 15（3）, p.196-200, 2007.

Theme 1 ● 倫理的に優れたケアをチームで実践する［転倒予防］

❷ 高齢者の意思を尊重することで転倒予防につなぐ

　ここでは、高齢者の意思を尊重してチームで転倒予防に向けたケアを行う看護実践能力を修得するために、新任期看護師をどのように支援していくかを考えます。

　高齢者はさまざまな要因によって転倒リスクが高まります。そして、高齢者の転倒は、その後の生活に大きな支障を来すことも少なくありません。したがって、ケアに当たる際は、高齢者の個別性を捉えリスクをアセスメントした上で、転倒を予防することが大切です。また、認知症を有する高齢者は、認知機能の低下により転倒しやすい状況にあるといえます。転倒予防へのケアをする上では、倫理にかなった方法として、いくつかのポイントを踏まえる必要があります。

　以下に、介護老人保健施設に入職して4カ月目の新任期看護師への教育支援事例を紹介します。

事例　転倒予防にこだわりすぎたことによる倫理的課題に気づくことを支援したケース

　Bさんは90歳代の男性。脳血管性認知症を発症し、現在は介護老人保健施設に入所しています。移乗は見守りから軽介助が必要で、意思疎通は、わかりやすい言葉で丁寧に話をすると理解することができます。

　しかし、Bさんが1人でベッドから降りようとしたり、ベッド柵に足をかけようとする行為が見られるようになったため、新任期看護師は「転倒の危険性が高い」と考え、頻回に訪室して様子を見ていました。

　実は、このごろ施設内で転倒事故が続いていたことから、転倒予防の意識が高まっている状態に新任期看護師はプレッシャーを感じていたのです。Bさんも転倒リスクが高いと考えたため、新任期看護師が「動くときはナースコールを押してください」とお願いしましたが、Bさんの行動は変わりません。そこで新任期

看護師は対応に困り、教育支援者に相談に来ました。

新任期看護師に対するアセスメント結果

1 ▶ 転倒予防に対するジレンマを抱え、ケアに自信がもてない

　教育支援者は、新任期看護師が転倒予防に関するジレンマを抱え、ケアに自信がもてないことに対して「思い」の表出を促し、新任期看護師がもっているジレンマを整理する必要があると考えました。

2 ▶ 言動の理解を深めた上で、個別性を捉えたケアを見いだせず困っている

　Bさんの身体状況や言動の理解を深めた上で、「個別性を捉えた日常生活援助を考えることが転倒予防につながる」と理解できるように支援する必要があると考えました。

3 ▶ チームでケア方法を話し合うカンファレンスの機会が少ない

　Bさんのようなケースでは、チームで対応を検討することが必要です。しかし、新任期看護師の施設ではケア方法を話し合うカンファレンスの機会が少ない現状にありました。そこで、教育支援者は「チームで課題を捉え、Bさんの希望に沿ったケアを考えることが必要である」と考えました。

新任期看護師への教育支援の目標

1) 転倒予防に対するジレンマの表出を促して整理することができる
2) 高齢者の身体状況や行動の意味をアセスメントし、ケアを工夫していくことが尊厳を守る援助につながることを理解できる
3) 転倒予防に向けた尊厳あるケアにチームで取り組むことができる

具体的な教育支援方法

● 初めの関わり方

新任期看護師が抱えている思いやジレンマの表出を促して整理する

　「新任期看護師がどのような思いでBさんに関わっていたのか」を言葉にできるように問いかけ、新任期看護師の思いを引き出します。すると、転倒による骨折や寝たきりとなる危険性を心配し、悩みながらもBさんの行動を抑制し、そのことによってジレンマを抱えていることがわかりました。

　教育支援者は、新任期看護師が抱えている思いは「Bさんのケアを検討していく姿

勢として重要であること」を伝え、行っていた対応の意図を確認し、抱えているジレンマを整理します。

● アセスメント

アセスメントを確認し、不足している視点の気づきを促す

新任期看護師がBさんに対して行っていた対応の意図を確認します。そして、頻回に訪室して「ベッドからひとりで降りないように声をかける」という対応は、監視や身体抑制につながる行為であることを伝えます。

さらに、Bさんの言動から意思を確認し、身体状況も併せてアセスメントする視点が不足していたことに新任期看護師自ら気づけるように促します。

行為の意味を考えられるように問いかけ、「意思ある人」として関わる姿勢の重要性を伝える

教育支援者は、Bさんがとった行為の意味を考えられるように、「なぜ起き上がろうとしたと思う？」と新任期看護師に問いかけ、Bさんの思いを想像することを促します。そして、認知症が進行しても「意思ある人」として敬意をもって関わる姿勢の重要性を伝えます。

言動の背景にある思いに気づくことができるよう問いかける

Bさんに話を聞くと「自分でトイレに行きたい」「このままでは歩けなくなってしまう」という思いを聴くことができました。Bさんの行動を制止することは「歩けるようになりたい」というBさんの希望と大きくずれており、そのことに新任期看護師が気づくことができるように問いかけます。

● 看護実践を通して

認知症を有する高齢者とのよりよいコミュニケーション方法の要点を説明して役割モデルを示す

Bさんは認知症による記憶障害や見当識障害、判断力・問題解決能力の障害があるため、転倒しやすい状況にあるといえます。そこで大切なのは、Bさんの意思を把握してケアに反映させていくことですが、コミュニケーションのとり方には注意する必要があります。

教育支援者は、まず「行動を制止する声かけは混乱を招きやすいこと」を伝えます。次に、「目線を合わせ、わかりやすい言葉で話しかけて反応を待つ」様子を役割モデルとして示します。

生活習慣・生活ニーズに合わせたケアの姿勢のモデルを示す

Bさんの生活習慣について記録から情報を収集して、排泄ケアや日中の過ご

方など、本人の希望に沿った日常生活援助となるようなモデルを示します。これにより、Bさんの言葉や行動の背景にある「生活ニーズ」を捉えようとする姿勢の大切さを伝えます。

理学療法士や作業療法士と連携して生活環境を調整する重要性を確認する

Bさんには「歩いてトイレに行きたい」という思いがありました。そこで、理学療法士や作業療法士と連携して身体能力のアセスメントを行い、リハビリテーションの目標を設定・共有する過程を実践から示します。

アセスメントの結果、Bさんは立ち上がりに見守りは必要ですが、座位は安定していたので、ベッド柵に「立ち上がり介助バー」を設置することになりました。このような生活環境を調整する重要性を新任期看護師と共に確認します。

カンファレンスの場を設け、高齢者の尊厳を守るケアをチームで話し合う機会をつくる

Bさんに対するケアにはチームケアが不可欠です。カンファレンスの場を設け、チームメンバーそれぞれが、これまでのBさんとの関わりを振り返り、考えることを促します。

Bさんの思いを共有し、身体能力を最大限に活かした方法で望みを支えるケアを提供することが、Bさんの尊厳を守る倫理的実践につながります。それに向けてチームで話し合う機会をつくることを確認します。

● 実践の評価・振り返り

実践を振り返り、ケアの意味づけを促す

教育支援者は、新任期看護師の実践を振り返り、その思いや考えを傾聴します。ケアを導き出したプロセスを振り返りながら、意味づけを促します。

教育支援の結果

以上の具体的な支援を実施した結果、新任期看護師は次のように語りました。

「転倒しないように、骨折しないようにと、そればかり気をとられていました。転倒を予防することも大切ですが、その前提に本人の思いを聴くこと、相手を尊重すること、1人の尊厳ある人として関わりをもつ姿勢が大切だとわかりました」

[教育支援の参考や根拠となる文献]
1) 谷本真理子, 黒田久美子, 田所良之, 高橋良幸, 島田広美, 正木治恵：高齢者ケアにおける日常倫理に基づく援助技術, 日本看護科学会誌, 30 (1), p.25-33, 2010.
2) 山地佳代, 長畑多代：高齢者施設での日常生活において認知症高齢者がアドボカシーを必要とする状況と

看護師の支援内容，老年看護学，22（1），p.71-80，2017.
3）征矢野あや子：認知症のある高齢者の転倒予防，日本転倒予防学会誌，1，p.17-21，2014.
4）湯浅美千代，野口美和子，桑田美代子，鈴木智子：痴呆症状を有する患者に潜在する能力を見出す方法，千葉大学看護学部紀要，25，p.9-16，2003.

■ **転倒予防のための教育支援のポイント**
①新任期看護師が抱いている思いの表出を促し、ジレンマを整理する
②言動の背景にある思いをアセスメントして個別性を捉え、高齢者の望みを支えるケアを助言する
③カンファレンスを開催し、チームで尊厳を守る倫理的実践を検討する機会をつくる

NOTE

倫理観を醸成する倫理カンファレンスと組織教育の意義

　日々の何気ない生活援助の中にも、倫理的課題は潜んでいる。

　高齢者ケア施設における倫理的課題に対する取り組みを検討することを目的に、筆者（岸上）が所属する介護老人保健施設の職員を対象に倫理的課題に関するアンケート調査を実施した結果、「実践を振り返り、ケアを内省する機会をつくる必要性」が明らかとなった。

　また、「倫理的課題を発言しやすい職場風土をつくること」や「組織的な倫理教育を継続して行うこと」が、職員の倫理的感受性の醸成につながることが示された。

　一方、高齢者ケア施設における倫理にかなった質の高いケア実践を確実に行う方法を明らかにすることを目的に、利用者のケアプランの検討を行い、個別ケアの立案・周知をはかるカンファレンス（以下：ケアカンファレンス）を実施した結果、チームで最善のケアを導く検討の場が根づいて、「ケアに内在する倫理的課題への気づきを促すことで職員個々の倫理観を養う場となった」ことが示された。

　「倫理カンファレンス」の実施については、「多忙」「必要性の理解不足」「カンファレンスを推進する者の負担・不在」により、実施が困難になっている現状が多くの施設であるかもしれない。いかに継続してカンファレンスを実施していくか、そのための組織づくりが課題である。

　しかし、倫理カンファレンスによりチーム間の意見交換を習慣化させ、発言しやすい職場風土を根づかせること、そして倫理的課題を表面化させることは、看護実践に必要な取り組みである。

[参考文献]
1) 石原弥栄美，坪井桂子，佐野弘美，川崎陽子，堀田将司，横井惠子：高齢者ケア施設における倫理的課題に対する取り組みの検討，日本看護学会論文集（老年看護），42，p.124-127，2012．
2) 石原弥栄美，梅津美香：高齢者ケア施設におけるケアの質向上に向けた取り組み，岐阜県立看護大学紀要，15（1），p.17-28，2015．

身体拘束

　身体拘束は1988年の厚生省告示により、「衣類または綿入り帯等を使用して一時的に該当患者の身体を拘束し、その運動を抑制する行動の制限をいう」と定義されている。そして、「身体拘束は、身体的・精神的・社会的弊害をもたらすもの」とされている。

　1996年、WHO（世界保健機関）は「精神医療法：10の原則（MENTAL HEALTH CARE LAW: TEN BASIC PRINCIPLES）」を公表し、身体的抑制や科学的抑制を行う際は、仮に必要と判断された場合でも、「患者と代替手法について、話し合いを継続していく」「資格を持った医療従事者によって、検査と処

方を行う」「自傷または他害を緊急に回避する必要性がある」など、7つの項目を満たすことを条件としている。

日本では、日本国憲法により国民の権利として基本的人権が守られている。そして1999年、厚生労働省は介護保険法に基づく運営基準により、介護施設での身体拘束を原則禁止とすることを示した。基準では、やむを得ず身体拘束をする場合は、切迫性・非代替性・一時性の3つの要件を全て満たすことを条件とし、それらの条件が満たされていることをチームで検討し、記録に残すことが義務づけされている。

一方、同年より「身体拘束ゼロ作戦」が始まり、介護の現場においては、身体拘束のないケアの実現に向け、さまざまな取り組みが進められている。

2003年に、日本看護協会は「身体拘束廃止取り組み事例集〜私たちのゼロ作戦〜」の中で、身体拘束廃止に先駆的に取り組んでいる施設での具体的な事例をまとめている。これらは「拘束しない質の高いケア」の提供をめざす現場での取り組みを後押しするものとなった。

[参考文献]
1）日本看護協会：身体拘束廃止取り組み事例集〜私たちにゼロ作戦〜，日本看護協会出版会，2003.

身体拘束につながる行為

厚生労働省「身体拘束ゼロ作戦推進会議」が2001年3月に公表した「身体拘束ゼロへの手引き〜高齢者ケアに関わるすべての人に〜」の中では、11の身体拘束行為が掲げられている。

その中でミトン型の手袋や体幹・四肢を縛るひも等の使用禁止は示されているが、その他にも使い方次第では拘束行為につながる可能性があるものがあり、使用時には十分留意する必要がある。

その1つが「離床センサー」である。臨床では「安心・安全を守る」という理由のもとに、安易に使用されていることが少なくない。センサーにより高齢者の行動を常に監視したり、センサーが鳴る度に「動かないで」と声をかける行為は拘束につながる。

したがって、このような用具は本当に必要であるかを十分にアセスメントする必要がある。その使用に当たっては、「高齢者の行動パターンを把握し、ケアの質向上につなげること」が目的でなければならない。行動を抑制する用具としてではなく、生活の質を向上させるためのツールとしての活用が望まれる。

身体拘束と同様に「スピーチロック（言葉の拘束）」も大きな課題となっている。スピーチロックとは「ちょっと待って！」などと対象者の行動を制限する言葉かけである。安全を優先することだけに気をとられ、拘束行為と気づかず何気なく使われていることも多いが、高齢者の尊厳を奪い、心に深い傷を負わせ、虐待につながる行為になることを忘れてはならない。

[参考文献]
1）厚生労働省：身体拘束ゼロへの手引き〜高齢者ケアに関わるすべての人に〜，p.7，2001.

転倒リスクが高い高齢者に対するアセスメントとケア

　高齢者の転倒リスクを把握するため、アセスメントツールを使用してスクリーニングすることは重要である。日本看護倫理学会が発行している「身体拘束予防ガイドライン」の中での、転倒・転落の危険性が高い対象者に対するアセスメントの視点およびケアについての解説に注目したい。

　アセスメントは「対象者側の要因」と「環境要因」の2つの視点から行い、「対象者側の要因」では高齢者の行動の意味を把握すること、「環境要因」では物理的環境・人的環境・治療環境の観点から環境を見直すことが記されている。

　ケアについては、「排泄ケアを配慮して行う」ことや「生活リズムの調整をする」ことなどが挙げられている。「排泄ケア」については、排泄の間隔を把握し、先取りして排泄ケアを行えているか、下剤の使用等により排便がコントロールされていない状態になっていないかを確認することとしている。また、「生活リズムの調整」については、夜間不眠など睡眠障害を把握し、日中の活動を検討することや、睡眠導入剤の使用時は、生活リズムへの影響と適切性について再確認することなどが指摘されている。

[参考文献]
1) 日本看護倫理学会臨床倫理ガイドライン検討委員会：身体拘束予防ガイドライン，日本看護倫理学会，p.7-8，2015．

Theme 2

老年症候群の苦痛を緩和する日常生活援助

　高齢者に多くみられ、歳をとるにつれて発生頻度が高くなる症状を「老年症候群」といいます。例えば、認知症・せん妄・転倒・歩行障害・尿失禁・摂食嚥下障害・低栄養・脱水・便秘等が挙げられます。また、高齢者は薬剤の有害事象が生じやすく、薬剤が「老年症候群」の要因となることもあります。

　高齢者は、「老年症候群」による複数の症状をもち、食欲低下から脱水や低栄養やうつ状態が生じることも少なくなく、症状が関連し合って複雑化しやすい状態にあります。そのため、看護師には、高齢者の些細な変化を捉え、普段の様子との違いに気づく観察力が求められます。高齢者本人に「どういう違和感や不快感があるか」を丁寧に聞くこと、あるいはわずかなサインを観察・察知する必要があります。

　高齢者を看護する際には「看護師が経験したことのない、想像を超えた高齢者の体験を理解するのは難しい」という認識をもつことが大切です。言葉での表現がなくても、姿勢やしぐさなど非言語的なメッセージから「苦痛がないか？」という視点で高齢者の状態に関心を向けることが観察力を高めます。新任期看護師の〈気づき〉を糸口に、ケアを共に考えることが重要です。

　老化に伴う身体・精神機能の変化はゆるやかで、高齢者本人も自覚しづらく、周囲の人も気づきにくいため、「歳のせい」と、緩和できるはずの苦痛がそのままになることがあります。日常生活への影響を低く見積もることなく、同時に、生活の中で折り合いをつけてきた高齢者自身の強みにも着目して緩和ケアを提供することが高齢者看護の基本となります。

　高齢者ケア施設においては、介護職が生活援助の中心的な役割を担っていますが、介護職の〈気づき〉を看護師はケアに十分に活かしているか、振り返ることも必要でしょう。介護職の生活における情報と看護師の医療の視点を融合させ、高齢者の望むケアを提供するのが、本来の看護師の姿です。そして、そのような役割を担う新任期看護師の育成が期待されています。

　ここでは、高齢者の苦痛を想像する力を高め、チームで緩和ケアを具体化し、「老年症候群」に応じた日常生活援助に向けた看護実践能力を育てるプロセスを示します。

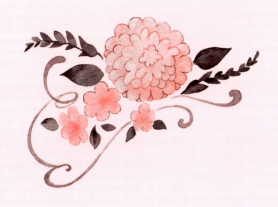

Theme 2 ● 老年症候群の苦痛を緩和する日常生活援助 ［かゆみ］

① 高齢者の「かゆみによる苦痛」を緩和する

　ここでは、高齢者の「かゆみによる苦痛」を緩和する看護実践能力を修得するために、新任期看護師をどのように支援していくかを考えます。

　高齢者の多くが「皮膚掻痒症」による苦痛を経験しています。若年者に比べ、高齢者の皮膚は、老化の影響で乾燥による影響を受けやすく、皮膚の保湿性など保護機能が低下しています。そこに、さまざまな要因が加わり、皮膚掻痒症が生じています。看護師には、その原因を見極め、かゆみを軽減するケアを適切に行うことが求められます。

　以下に、介護老人保健施設に入職して2年目の新任期看護師への教育支援事例を紹介します。

事例　かゆみの原因を見極め、かゆみを緩和したケース

　Cさんは70歳代の男性で、1年前より介護老人保健施設に入所中です。臀部に傷が繰り返し発生していたことから、車いす乗車時は褥瘡予防のためにクッションを使用していました。創部の早期治癒および痛みによる苦痛緩和を目的に、昼食後に臥床する時間を設けていました。

　排泄へのケアは、日中は介助によりトイレで排泄し、時々、尿失禁もみられていることから、紙パンツと尿パッドを使用していました。夜間はおむつを使用し、交換していましたが、おむつを触る行為があるため、衣類や寝具が尿で汚れることが多くありました。

　新任期看護師は、Cさんの排泄介助をしていた介護職から「お尻をかゆがっている」と報告を受けました。そこで、介護職と共にCさんの皮膚を観察すると、便座に座っていたCさんは、陰部と臀部を掻きむしっていました。「かゆいですか？」と尋ねるとうなずき、臀部には一部剥離した箇所に加え、爪で引っ掻いた線のような傷が数カ所みられ、臀部の皮膚は全体的にやや赤みを帯びていました。

新任期看護師はその場でCさんのかゆみに対するケアをどのようにするか、すぐには判断できず、排泄介助を終えた後、教育支援者に相談に来ました。「介護職からかゆみの報告を受け、一緒に介助をしました。でも1人では判断できなくて、何も言えませんでした。どうしたらよいでしょうか」と話しました。

新任期看護師に対するアセスメント結果

1 ▶ 高齢者の皮膚の特徴を踏まえ、かゆみによる苦痛の理解を深める支援が必要である

　教育支援者は、かゆみは高齢者の皮膚の特徴である皮膚の乾燥や、皮膚自体の保護機能の低下により起こりやすくなる症状の1つであることや、かゆみによる苦痛の理解を深める支援が必要と考えました。

2 ▶ かゆみに対するアセスメントと必要なケアの判断に支援が必要である

　高齢者ケア施設の看護師は直接ケアを行う介護職から高齢者の状況報告やケアの相談を受ける機会が多く、まず報告や相談を受けた際に、アセスメントに必要な情報を収集しなければなりません。そして、介護職にアセスメントに必要な内容を尋ね、ケア（受診の必要性の有無を含む）を判断する必要があります。また、介護職からの情報が高齢者の異常の早期発見につながるため、チームとしての連携が重要であることを再確認する支援が必要と考えました。

3 ▶ かゆみの原因となる疾患を理解・推測し、苦痛緩和への支援が必要である

　かゆみは一般的に他の症状よりも軽く考えられがちです。しかし、かゆみによる苦痛は緩和が必要です。掻破部位からの出血や感染にいたる可能性も高いため、看護師はかゆみによる苦痛に十分配慮しつつ適切に対応することが大切です。

　そのため教育支援者は、まずかゆみの原因を判断するために必要な観察内容を確認し、かゆみの原因となる疾患の理解・推測を促すことが、苦痛緩和への支援として必要と考えました。

新任期看護師への教育支援の目標

1) 高齢者の皮膚の特徴やかゆみによる苦痛の理解を深め、苦痛に配慮した対応ができる
2) かゆみのアセスメントと必要なケアを判断し、チームでケアができる
3) かゆみの原因となる疾患を理解した上で的確に推測し、苦痛緩和を主体的に実践できる

具体的な教育支援方法

● 初めの関わり方

かゆみの観察内容を確認し、不足している項目を問いかけながら共に観察し、
早期対応による苦痛緩和の意義を確認する

　教育支援者は新任期看護師がCさんの皮膚を観察した内容を確認します。そして、必要な観察項目として、部位と範囲（限局性・全身性）、発疹の有無、発疹を伴う場合は、色・形状・大きさ、隆起・疼痛・浸出液・出血の有無等について、不足はないか新任期看護師に問いかけます。

　次に、新任期看護師に付き添ってCさんの皮膚の状態を共に観察します。特に、創傷による痛みを確認することや痛みを伴いながらの生活を想像して考えることを促し、かゆみに伴う苦痛に目を向け、早期に対応することで苦痛が緩和されることの意義を確認することが重要です。

かゆみを増強させる要因について質問し、スキンケアの方法や室温、衣類など、
生活における要因への気づきを促す

　生活の中でかゆみを増強させる要因を理解できているかを質問し、新任期看護師が自ら気づきを得られるようにします。このかゆみを増強させる要因とは、スキンケアの方法（入浴回数、湯温、洗浄剤、洗浄布）、室温、湿度、衣類、下着（着用しているおむつを含む）等のことをいいます。

● アセスメント

かゆみのアセスメントに必要な情報を
生活状況や生活史、記録から得るよう助言する

　かゆみのアセスメントに必要な情報（基礎疾患、内服薬、栄養状態、寝具、スキンケアに関する内容、衣類、下着等）を高齢者の生活状況や生活史、記録などから得るよう助言します。

かゆみのアセスメントに排泄状況を関連させて把握する重要性を伝え、
アセスメントシートの活用を提案する

　陰臀部のかゆみであることから排泄状況の把握は不可欠です。尿・便意の有無、排泄パターン、尿・便失禁の有無、おむつ・尿パッドの種類等の把握を新任期看護師に促します。排泄パターンの記録には、アセスメントシートとして「センター方式」（認知症介護研究・研修東京センターが開発した認知症の人のためのケアマネジメントツール）のD-3焦点情報（生活リズム・パターンシート）の活用を提案します。

かゆみが現れている場合は、疥癬との見極めが必要であることを助言し、対応を確認する

高齢者がかゆみを訴える場合、感染性の強い「角化型疥癬」との見極めが必要であることを伝え、症状・好発部位・感染経路・対応などについて確認します。

かゆみをもたらす原因を発疹の有無とかゆみの分布の特徴からアセスメントすることを助言する

発疹の有無とかゆみの分布の特徴から、かゆみをもたらす原因をアセスメントすることを助言します。対象者のかゆみは陰部に持続して伴い、また尿失禁により皮膚が排泄物の刺激にさらされている状態が潜在していたことから、かゆみの原因は陰部掻痒症と考えられることを確認します。

● 看護実践を通して

かゆみの要因となるケア方法や環境をカンファレンスで見直し、かゆみの苦痛を緩和する日々のケアをチームで検討する

Cさんは、おむつの使用によりかゆみが現れていると考えられました。かゆみに伴う苦痛が現れている現状をチームで共有し、よりよいケアを導くためカンファレンスで検討を重ねます。ケア検討は実施と評価を繰り返し、高齢者に適したケアを見いだすようにします。

検討内容は、適切な下着が着用されているか、使用されている尿パッドが本当に必要であるか、清潔ケアについては、入浴ケア（長時間入浴や熱すぎる湯の使用は避け、洗身時はタオルで強くこすらないようにし、洗浄剤は弱酸性の物を使用して完全に洗い流す）、排泄時の保清の方法、また寝具についてもムレの原因となるラバーシーツの除去等を検討します。

かゆみの耐え難い苦痛がもたらす生活への影響を想像できるように問いかける

教育支援者は、新任期看護師がCさんのかゆみをどう捉えているか確認し、耐え難い苦痛を伴うものであり、安易に対応しないことを補足説明します。かゆみを軽視し、適切な対応をしないでいると、不眠や昼夜逆転など生活に支障をきたす可能性があります。高齢者の日常生活にどのように影響するのかを想像できるように問いかけます。

介護職の報告が高齢者の状態変化の早期発見・対応につながったことを介護職にフィードバックするよう助言し、連携・協働の実感をもてるようにする

教育支援者は、介護職からの報告が高齢者の状態変化に気づくきっかけとなり、早期対応につながったことを新任期看護師に伝え、ポジティブにフィードバックを行うことを助言し、連携・協働の実感がもてるようにします。

介護職から報告を受けた後の判断や対応について根拠を示して、わかりやすく説明するよう助言し、それが介護職との信頼関係の構築につながることを伝える

　新任期看護師に対して介護職から報告を受けた際は、必ず高齢者のもとへ行き、報告の内容について確認します。さらに、そこで判断したこと、および対応を介護職に根拠を示してわかりやすく説明することを新任期看護師に助言します。それらの関わりが介護職との信頼関係を構築し、チームケアにつながることも伝えます。

● 実践の評価・振り返り
かゆみの原因から考えたケア方法の改善についての提案を受け止め、肯定的にフィードバックする

　Cさんのかゆみの原因が陰部掻痒症であったことから、教育支援者は新任期看護師から「今、使用している紙パンツや尿パッドは本当に必要なのでしょうか」と、ケア方法の改善について、相談を受けました。Cさんは日中紙パンツに尿パッドを2〜3枚陰部に当てており、汗や尿によるムレが考えられました。

　また、「尿漏れが気になる介護職は尿パッドの枚数も多めに当てる」という現状があり、それを改善したいという提案がありました。

　カンファレンスで検討した結果、尿パッドの過度な使用は中止し、下着は布パンツへ変更しました。また、1日1回陰部洗浄を実施し、医師から指示を受けた軟膏を塗布することになりました。このようなケア方法の提案ができたことを、教育支援者は肯定的な態度で新任期看護師に伝えました。

教育支援の結果

　以上の具体的な支援を実施した結果、新任期看護師は次のように語りました。
　「高齢者のかゆみは乾燥によるものだと安易に考えていたところがありました。かゆみの原因をアセスメントして的確に対応することが、苦痛の緩和には大切だとわかりました」

[教育支援の参考や根拠となる文献]
1）水戸美津子：新看護観察のキーポイントシリーズ 高齢者，中央法規出版，2011．
2）種田明生監修：ここがポイント！見てわかる高齢者の皮膚トラブル 悪化させないケアのコツと褥瘡予防，メディカ出版，2017．

■ **かゆみによる苦痛緩和のための教育支援のポイント**

①軽視されがちなかゆみによる苦痛を包括的に捉え、理解を深める
②かゆみによる苦痛を緩和するために、必要な知識を確認する
③苦痛を緩和するケア方法の改善への提案を、チーム内で主体的に行うことを支える

NOTE

加齢に伴う皮膚の変化と特徴

　加齢による皮膚の変化は、生理的老化と紫外線による光老化の2つの要因によってもたらされる。

　高齢者の皮膚の生理的老化の要因としては、皮膚の構造や機能の低下が挙げられる。生理的老化には、細かな(ちりめん)皺、皮膚の萎縮とたるみ、老人性乾皮症、汗の減少、男性型(壮年性)脱毛症、老人性脱毛症、白髪、白毛、老人性白斑、耳毛、長い眉や鼻毛、女性のひげ、爪甲の縦線がある。

　光老化の要因は環境が影響し、大皺、日光性弾力繊維症、老人性色素斑、日光性黒子、老人性疣贅、老人性面皰、日光角化症がある。

　また、生理的老化と光老化が関係するものとして、小皺、老人性紫斑がある。

[参考文献]
1) 一般社団法人日本老年医学会編：老年医学テキスト，メジカルビュー社，p.566-567，2008.

かゆみと皮膚掻痒症の定義と臨床症状

　かゆみは、ドイツの医師である Samuel Hafenreffer（1587-1660）により「掻きたいという欲求に伴う不快な感覚」と定義された[1]。

　皮膚掻痒症は、種田によると「湿疹などのはっきりとした皮膚の変化がないのに、強いかゆみがある場合」をいう[2]。

　皮膚掻痒症がある場合、繰り返しの掻破動作により点状出血や紫斑あるいは浅い潰瘍などの掻破痕が見られる場合が多い。そのため、かゆみを訴えることができない高齢者の場合、看護師は全身の皮膚の観察を丁寧に行い、上記の臨床所見から、かゆみによる苦痛があることをアセスメントする必要がある[3]。

[参考文献]
1) 飯野ゆき子：【痛み・かゆみの科学】痛みとは？かゆみとは？，JOHNS 耳鼻咽喉科・頭頸部外科，32（5），p.545，2016.
2) 種田明生監修：ここがポイント！見てわかる高齢者の皮膚トラブル 悪化させないケアのコツと褥瘡予防，メディカ出版，p.13，2017.
3) 井藤英喜著，日野原重明・井村裕夫監修：看護のための最新医学講座17 老人の医療，中山書店，p.420，2001.

高齢者のかゆみの原因となる疾患・病態

　高齢者が皮膚のかゆみを訴える場合には、まず、かゆみのある皮膚に皮疹があるかどうか、またその範囲を確認する。

　湿疹や蕁麻疹などの明らかなかゆみを起こす基となる皮膚病変がなく、掻痒が広範囲にある場合は「汎発性皮膚掻痒症」、外陰部や肛門周囲に限られる場合には「限局性皮膚掻痒症」と診断される。

高齢者に多く、かゆみを伴う他の疾患(接触性皮膚炎、脂漏性皮膚炎、蕁麻疹、褥瘡、疥癬など)と鑑別するためには、皮膚科医の診察が必要となる。
　特に「疥癬」は慎重な観察と対応が必要である。日本皮膚科学会の『疥癬診療ガイドライン』では、疥癬を「ヒト皮膚角質層に寄生するヒゼンダニの感染により発症し、ヒゼンダニの虫体、糞、脱皮殻などに対するアレルギー反応による皮膚病変と瘙痒を主症状とする感染症である」と定義している。
　疥癬は数十匹以下のヒゼンダニの寄生によるものだが、免疫力が低下していると、100万匹から200万匹以上が寄生する「角化型疥癬」(ノルウェー疥癬)が生じることがある。通常、疥癬では肩から上には寄生しないが、角化型疥癬では頭部や頸部、耳介にも症状が出現する。爪白癬のような爪病変も認められることがある。また角化型疥癬ではアレルギー機序が働きにくいため、かゆみを伴わない場合がある。高齢者ケア施設においては集団感染の予防も必要となる。
　そのほか、かゆみを伴う全身性の疾患として、代謝異常症、内分泌疾患、腎疾患、肝疾患、血液疾患などにも留意しておきたい。

[参考文献]
1) 種田明生監修:ここがポイント!見てわかる高齢者の皮膚トラブル 悪化させないケアのコツと褥瘡予防,メディカ出版,p.6-9,24-25,2017.
2) 公益社団法人日本皮膚科学会　疥癬診療ガイドライン(第3版)
　　https://www.dermatol.or.jp/uploads/uploads/files/guideline/kaisenguideline.pdf
　　[2018.9.5閲覧]

Theme 2 ● 老年症候群の苦痛を緩和する日常生活援助［疼痛］

② 丁寧な日常生活援助で高齢者の「疼痛」を緩和する

　ここでは、高齢者の「疼痛」を緩和する看護実践能力を修得するために、新任期看護師をどのように支援していくかを考えます。

　高齢者の多くが痛みを持ちながら生活しているにもかかわらず、「痛みがあるのは仕方がない」と置き去りにされている現状があります。特に慢性疼痛に分類される「関節拘縮の痛み」は、拘縮自体の痛みだけでなく、適切な看護技術のもとで丁寧にケアされなければ、ケアの度に痛みは増強します。

　以下に、特別養護老人ホームに入職して2カ月目の新任期看護師への教育支援事例を紹介します。

事例　重度の関節拘縮への対応が不安なケース

　Dさんは90歳代の女性、5年前に脳梗塞を発症し、日常生活全般に介助が必要です。介護老人保健施設を経て、2年前に特別養護老人ホームに入居しました。

　現在、要介護5で言語的な意思疎通は不可能です。四肢に拘縮があり、膝・股関節の拘縮は特に強くなっています。介護老人保健施設でおむつ交換中に、Dさんは大腿骨遠位端骨折を発症し、保存的に経過をみていました。

　新任期看護師は、その情報を把握した上でケアを行っていました。しかし、Dさんのおむつ交換を行った後、おそるおそるDさんの足に触っています。教育支援者がそのことを指摘すると「Dさんの足の拘縮が強くて、骨が折れてしまうんじゃないかと心配です」と話しました。

新任期看護師に対するアセスメント結果

1 ▶ 拘縮について「不安」を抱いている

　新任期看護師は拘縮の基礎知識が十分でなく、高齢者へのおむつ交換など基本

的なケアが効果的に実践できていない状況にあり、そのため不安を抱いていると考えられました。

2 ▶ 高齢者の今後の経過を見据えた看護の視点をもってケアを行う意味を理解する必要がある

　Dさんの股関節屈曲拘縮は強く、改善は見込めない状態でした。機能が回復しないからこそ、さらなる悪化を予防し、拘縮による苦痛を緩和する視点をもち、日常のケアを行うことが重要であり、新任期看護師はその重要性を理解する必要があると、教育支援者は考えました。

3 ▶ 拘縮に対するケアの意味や方法をチームで話し合う機会が少ない

　カンファレンス等で拘縮に対するケアについてチームで話し合うことが必要ですが、現状はその機会が少ない状況にありました。チームでケアの意味や方法を話し合い、共有することで、新任期看護師が日常的に行っているおむつ交換や体位変換の重要性に気づく機会をつくる必要があると考えました。

新任期看護師への教育支援の目標

1) 拘縮についてアセスメントができ、拘縮に対するケアを具体化できる
2) 拘縮に伴う苦痛を理解し、言葉で表現できない高齢者の苦痛を察知することができる
3) 拘縮に対するケア方法をチームで検討し、実践することができる

具体的な教育支援方法

● 初めの関わり方

新任期看護師が拘縮に対して不安そうにケアをする様子を察知し、不安について確認する

　教育支援者は、新任期看護師とDさんのおむつ交換を行った際に、新任期看護師がおそるおそる足にさわっており、不安に思っていることがわかりました。そこで、教育支援者は一緒におむつ交換を行った後、振り返りの機会をもち、拘縮に対して不安を抱いていることを、まず確認しました。

● アセスメント

拘縮の基礎知識を確認・提供し、共に拘縮のアセスメントを行う

　新任期看護師の拘縮についての基礎知識を確認した上で、不足している部分を

教え、一緒に拘縮のアセスメントをします。アセスメントの際には、拘縮が生じた要因や、過去に骨折が生じた要因も確認します。

保持している機能に着目し、新たな関節拘縮の発生を予防する視点を示す

　Dさんの膝・股関節だけでなく、肩・肘・手・足頸部関節の可動域を新任期看護師に確認し、保持している機能にも着目しながら、新たな拘縮が生じないよう予防する視点を持つことを助言します。

拘縮自体の痛みに加え、ケアの際に痛みが生じることを確認する

　Dさんの重篤化した拘縮においては、拘縮自体の痛みだけでなく、ケアの際に痛みが生じることを新任期看護師と確認します。

　そして、自分たちのケアが苦痛となっていないか、ケアを振り返る姿勢が大切であることを伝えます。

痛みを自ら訴えることができない高齢者の苦痛のアセスメント方法を助言する

　重篤化した拘縮がある高齢者の場合、自ら痛みを訴えることができないことが多くあります。

　その場合、「眉間にしわをよせる」などの表情が出る、筋緊張が強くなる、血圧の上昇や脈拍・呼吸が早くなるといったバイタルサインの変化、唸るなどのサインを苦痛として察知するように伝えます。そして、具体的な観察を一緒に行い、苦痛のアセスメント方法を助言します。

● ケアの目標を共有

拘縮に伴う骨折を防ぎ、痛みをできるだけ緩和するケア目標を共有する

　Dさんの拘縮は5年前の脳梗塞発症後から生じており、慢性的な経過の中で不動状態が生じ、拘縮の重篤化に至ったと考えられます。また、膝・股関節の伸展は困難であり、過度の伸展や下肢の関節を下方から保持して丁寧に体位変換を実施しなければ骨折が生じる危険性があります。

　そこで、拘縮の強い膝・股関節に対しては「骨折の合併を防ぎ、拘縮が悪化することなく、痛みをできるだけ緩和するケアを提供する」という目標を立て、共有します。

新任期看護師が不安に感じている拘縮のケアについて
チームで検討する場をつくる

　「拘縮のケア」をテーマにチームカンファレンスを開催し、新任期看護師には、その場で拘縮のケア方法について自分の言葉で伝えることを提案します。そして、Dさんのケア目標をチームで共有・検討できるように、カンファレンスの場をつくります。

● 看護実践を通して

日常生活援助の中で拘縮に対する関節の他動運動を行うことや
安楽なポジショニングを助言する

　Dさんの上肢や頸部の関節可動域は保たれていることから、日常生活援助の中で関節運動を取り入れ、不動が生じないようにすることを指摘し、例えば入浴時の温熱効果で筋緊張をゆるめ、関節を動かすことを提案します。また、上肢や頸部とベッドの隙間を埋めるようクッションなどを置いて安楽なポジショニングをすることを助言します。

拘縮が要因でできる褥瘡や骨折などの二次障害を予防する方法を
一緒に確認し、助言する

　Dさんにエアーマットが使用されている意味を、自分で体動ができず、褥瘡が生じやすいためであることを確認します。また、拘縮の強い下肢関節を動かすときは、関節を2点保持してゆっくり動かし、過度な伸展はしないように注意することを助言します。

拘縮による疼痛を増強しないおむつの選択と、おむつ交換の方法を助言する

　Dさんは、テープ式タイプのおむつを使用していたため、体位変換に伴う苦痛が大きいと考えられました。そこで、メッシュ素材のパンツと高吸収の尿取りパッドを使用して体位変換時の苦痛を軽減するように、おむつの変更を新任期看護師に助言します。

　さらに、おむつ交換の方法として、ゆっくり話しかけながら痛みが生じないよう関節をしっかりと保持して体位変換する方法を助言します。

見いだしたケア方法をチームメンバーに伝えることを促し、
チームで日常生活援助の意義を確認・共有できる場をつくる

　これまでに整理できたケア方法をチームメンバーに伝えるように新任期看護に促します。そのときに「丁寧に日常生活援助を実践していることが尊厳を守る」ことを伝えます。そして、チームで丁寧な日常生活援助の意義を確認・共有できる場をつくります。

● 実践の評価・振り返り

拘縮の疼痛の閾値を上げる(感じ方を和らげる)方法を
日常生活援助からチームで検討するよう促し、具体化できたケアを認める

　拘縮した関節を愛護的に動かしても、Dさんは苦痛表情を浮かべ、筋緊張が起こります。つまり疼痛が生じているのです。そこで、Dさんの疼痛の閾値を上げる方法をチームで検討しました。その結果、Dさんは介助されながら食事をする

時や好きだった歌謡曲を聞いていると満足そうな表情をし、その際に股・膝関節を動かすと苦痛表情や筋緊張が生じないことがわかりました。

このように、疼痛の閾値を上げる方法を生活ケアの中で見いだし、関節の不動化予防を検討できたことをポジティブに伝えます。

高齢者の苦痛を察知し、丁寧な日常生活援助の実践を見守り、振り返りを促す

高齢者ケア施設の看護師として、Dさんの苦痛を常に察知するように伝えます。そして日常生活援助の実践を見守ります。さらに実践を通して新任期看護師が感じたこと・気づいたことを表出できるよう問いかけ、振り返りを促します。

教育支援の結果

以上の具体的な支援を実施した結果、新任期看護師は次のように語りました。

「苦痛のアセスメントを意識して、Dさんの様子を観察することで、入浴中は眉間のしわがないことを察知することができるようになりました。今まで"拘縮は治療できず対応できないもの"と捉えていましたが、拘縮のある高齢者に対して、常に"痛みがあるのでは？"と考えるようになり、対応できるケア方法があることがわかりました」

[教育支援の参考や根拠となる文献]
1) 福田卓民, 沖田実編：エンド・オブ・ライフケアとしての拘縮対策―美しい姿で最期を迎えていただくために―, 三輪書店, 2014.

■ **疼痛緩和のための教育支援のポイント**

①新任期看護師の抱いている不安の内容を確認する
②拘縮やそのケアに対する基礎知識や技術の修得状況を確認する
③拘縮のケアによって起こりうる二次障害を予測した上での具体的なケア方法が実践できるようにする
④チームで拘縮のケア方法を共有し実践できるように助言する

疼痛緩和に役立つ知識

2010年、国際疼痛学会（IASP）は、「痛みのマネジメントを受けるのは基本的人権である」ことを"モントリオール宣言"として提唱している。

その前の2002年には、WHO（世界保健機関）が「緩和ケアの定義」として、「緩和ケアとは、生命を脅かす疾患による問題に直面している患者とその家族に対して、痛みやその他の身体的問題・心理社会的問題・スピリチュアルな問題を早期に発見し、的確なアセスメントと対処（治療・処置）を行うことによって、苦しみを予防し、和らげることで、クオリティ・オブ・ライフ（QOL：生活の質）を改善するアプローチである」と述べている。

高齢者は多様な慢性疼痛を抱えていることが多く、看護師は痛みを示すわずかなサインを見逃さず、アセスメントを行う必要がある。アセスメントは「痛みはどのようなときに出現するのか」「持続時間はどのくらいか」「痛みの程度はどのくらいであるのか」「痛みの原因となるものは何か」「これまでの痛みへの対処はどのように行われてきたか」などについて、身体的・心理的・精神的・社会的な側面から包括的に行う。

薬物治療を受けている高齢者に対しては、薬の効果や副作用を慎重に評価していく。そして、痛みを緩和するために、個別性を踏まえた包括的なケアを行い、QOLの維持・向上をはかる。

[参考文献]
1) IASP：Declaration of Montreal
　http：//www.iasp-pain.org/DeclarationofMontreal（2018.8.13閲覧）
2) 日本緩和医療学会：WHO（世界保健機関）による緩和ケアの定義（2002）
　https://www.jspm.ne.jp/proposal/proposal.html（2018.8.13閲覧）
3) 田中和奈，百瀬由美子：介護老人保健施設入所者の疼痛に対する看護職の評価法の実態調査，日本老年医学会雑誌，49（1），p.99-106，2012.

疼痛の閾値と2つの因子

「疼痛の閾値」とは、「国際疼痛学会 痛み用語2011年版リスト」（以下：リスト）において、「痛みとして認識される刺激の最低強度」と定義されている。そしてリストでは、「厳密には、閾値は実際には患者の体験であるが、一方、測定される強度は外的事象である。多くの痛み研究者は、一般的に刺激強度によって閾値を定義してきたが、それは避けるべきである。しかしながら、閾値刺激はそのように認識でき、測定できる。精神物理学では、閾値は、刺激の50％が認識される刺激レベルと定義されている。その場合、痛み閾値は、刺激の50％が痛みとして認識される刺激レベルということになる」と述べられている。つまり、疼痛の閾値は「痛みの感じやすさ」を意味するといえよう。

一方、疼痛の閾値に影響する因子は2つある。1つ目は「痛みの感じ方を増強させる因子として、怒り・不安・倦怠・抑うつ・不快感・深い悲しみ・不眠・疲労感・

痛みについての理解不足・孤独感・社会的地位の喪失」が挙げられる。
　2つ目は「痛みの感じ方を軽減する因子として、受容・不安の減退・緊張感の緩和・創造的な活動・気分の高揚・他の症状の緩和・感情の発散・カウンセリング・睡眠・説明・人との触れ合い」である。看護師には、痛みの感じ方を増強する因子をなるべく取り除くことで、閾値を軽減するケアが求められる。

[参考文献]
1）日本ペインクリニック学会用語委員会：国際疼痛学会 痛み用語2011年版リスト
　https：//www.jspc.gr.jp/Contents/public/pdf/yogo_itami2011.pdf
　（2018.8.13閲覧）
2）Robert Twycross, Andrew Wilcock編：トワイクロス先生の緩和ケア QOLを高める症状マネジメントとエンドオブライフ・ケア，武田文和，的場元弘監訳，医学書院，p.82，2018.

高齢者の痛みの現れ方・訴え方

　2002年にアメリカ老年医学会が示した「高齢者における持続性の痛みに対する治療ガイドライン」では、痛みを示す行動として、「唸る、叫ぶ、助けを呼ぶ、うめく」などの"言語化"、「しかめっ面をする、眉を寄せる、額にしわを寄せる、その他歪んだ表情をする」などの"顔による表現"、「固く緊張した姿勢や防御姿勢、体を揺する、そわそわする、行ったり来たりする、痛い部分をさする」などの"身体の動き"、「攻撃的・闘争的な振る舞い、介護への抵抗、混乱を起こす、あるいは引きこもる」などの"人間関係における相互作用の変化"、「泣く、混乱する、怒りっぽくなる、あるいは悲嘆する」などの"精神的な状態の変化"が挙げられた。
　また、認知機能が低下した高齢者だけでなく、高齢者は一般的に、「昨日から、お腹がチクチクした感じがあって朝まで眠れなかった」というように具体的に「痛い」と訴えない場合が多いことも念頭に置く必要ある。桑田は、生活援助における高齢者の苦痛として、下記を挙げている。
「自ら姿勢を整えられない、不快な姿勢のままでいる苦痛」
「勢いよく身体を引きずられるなどの苦痛」
「自分の姿を自分で整えられない、髭を他者に剃られるなどの苦痛」
「排泄動作が行えない、排泄物や陰部をみられるなどの苦痛」
「関節を動かされる、無理に腕を引っ張られるなどの苦痛」
「洗身時時の体位や関節を動かされる時に生じる苦痛」
「食事摂取時の姿勢や無理強いさせられる苦痛」
　これらのことから日常生活援助の視点から苦痛を捉えることは重要である。

[参考文献]
1）イボンヌ・ダーシー：高齢者の痛みケア，波多野敬・熊谷幸治郎監訳，山口佳子訳，名古屋大学出版会，2013.
2）桑田美代子：エンド・オブ・ライフケアとしての拘縮対策 美しい姿で最期を迎えていただくために，福田卓民，沖田実編，三輪書店，p.115，2014.
3）大内尉義・秋山弘子編集代表：新老年学第3版，東京大学出版会，p.1328，2010.

「不動」の痛みをケアする看護・介護職の役割

　沖田は「拘縮はその発生要因が何であれ、関節の『不動』が直接的な誘因となっていると考えられる。不動期間は拘縮の程度を左右する重要な要因であり、不動期間の延長に伴って拘縮の責任病巣の中心が変化することが影響していると考えられている。また、骨格筋と関節包が拘縮の責任病巣の中心ではあるが、皮膚もその一部として関与している可能性がある」としている。

　高齢者のケアにおいて、動かないことによる「不動」の痛みが生じることは少なくない。しかし、桑田によると「生きることは『動くこと』である。自分の力で動けなくなったのであれば、他動的であっても関節を動かす機会をつくり、最期まで人間らしい姿を保てるように働きかけるのが看護・介護職の重要な役割である」という。

　これらのことから、看護師は生きることを支えるために「動く」ことへのケアを第一に考えていく必要があり、それが高齢者の尊厳を守ることとなる。

[参考文献]
1) 福田卓民：エンド・オブ・ライフケアとしての拘縮対策 美しい姿で最期を迎えていただくために, 福田卓民, 沖田実編, 三輪書店, p.37, 2014.
2) 桑田美代子：エンド・オブ・ライフケアとしての拘縮対策 美しい姿で最期を迎えていただくために, 福田卓民, 沖田実編, 三輪書店, p.113, 2014.

Theme 2 ● 老年症候群の苦痛を緩和する日常生活援助［難聴］

③ 難聴のある高齢者の意思を尊重するコミュニケーションをとる

　ここでは、難聴のある高齢者とのコミュニケーションに困難さを抱えている新任期看護師をどのように支援していくかを考えます。

　かつて「耳が遠いと長生きする」と、長寿の象徴であった謂われを、寿命の延長によって多くの高齢者が経験しています。しかし、この難聴のある高齢者に、個々の聞こえに応じた関わりは十分工夫されているでしょうか？

　加齢に伴う難聴は、ゆるやかに進行し、「高齢者自身が自覚しにくい」という特徴があります。また、聞こえていないことに自身で気づけないのが、難聴の特徴です。それに加え、「痛み」や「倦怠感」といった身体的苦痛、「集中力」や「持久力」のわずかな低下でも、「聞こえにくさ」は増します。個々の高齢者の「聞こえ」に応じた、コミュニケーションを工夫する支援が必要です。また、難聴による日常生活への影響や、それによって高齢者が体験することを想像し、理解することも大切です。

　以下に、特別養護老人ホームに入職して1年目の新任期看護師への教育支援事例を紹介します。

事例

難聴のある高齢者とのコミュニケーションを振り返り、ケアに活かすケース

　Eさんは80歳代の女性で2年前から特別養護老人ホームに入居しています。中等度のアルツハイマー型認知症と難聴があります。難聴のレベルは中等度で、普通の大きさの会話では聞き取りにくく、聞き間違うことも多い状況ですが、補聴器は使用していません。ADLはベッドから車いすへの移乗に軽介助が必要です。

　昼食前、1年目の新任期看護師は、教育支援者から「Eさんを食堂にご案内してくれる？」と言われ、Eさんの居室を訪れました。新任期看護師は、ベッドに臥床しているEさんに呼びかけましたが、返事がありません。再び、少し大きめ

の声で呼びかけても反応がなかったので、Eさんの背後に近づき、肩をポンポンと叩きながら「Eさん」と呼びかけました。Eさんは「わぁ！」と悲鳴をあげ、新任期看護師のほうを振り返り、睨みつけました。

新任期看護師が、「Eさん、ごはんですよ」と言うと、Eさんは「あっち行け！」と追い払おうとします。新任期看護師がさらに「ごはん、ごはんですよ」と言うと、Eさんは「え？」と反応しましたが、「痛いことはせんでええ！」と、新任期看護師に背を向けて、布団を頭までかぶってしまいました。

新任期看護師は、教育支援者に「私の言ってることをEさんに理解してもらえなくて……。いつも食堂に来られている姿を見ていたので、私がご案内しても大丈夫だと思ったんですが、ダメでした」と落ち込んでいます。

新任期看護師に対するアセスメント結果

1 ▶ 新任期看護師の関わりがケアへの抵抗を引き起こしたことが考えられる

教育支援者は、新任期看護師とEさんの関わりを実際には見ていません。しかし、日頃、Eさんが抵抗しない「食事に誘う」場面で「抵抗」が生じていることから、新任期看護師の関わりが、Eさんに「抵抗」の反応を引き起こした可能性があると考えました。

2 ▶ 新任期看護師が自身のコミュニケーションを振り返り、高齢者に関わる態度を見直す必要がある

新任期看護師は「Eさんに理解してもらえない」と捉えている様子です。抵抗されたことへの気持ちは受けとめつつ、なぜ抵抗が生じたのか、新任期看護師が自身のコミュニケーションを振り返ることが重要です。

まず、いつも食堂に来ているEさんの姿から、安易に関わりを開始していないかを振り返る必要があります。教育支援者は「このような些細と思われるような日常の関わりから、高齢者に関わる態度を見直す大切さを理解する機会にしたい」と考えました。

3 ▶ 難聴と認知機能のアセスメントに基づくコミュニケーションを工夫する必要がある

Eさんとのコミュニケーションで配慮が必要な点は難聴と認知機能による状況の理解・判断や言語能力の低下です。新任期看護師には、そのアセスメントが不足しており、新任期看護師の到達状況を把握しながら教育支援を進めました。

4 ▶ 的確なアセスメントが苦痛の軽減につながることを理解する必要がある

Eさんに起こっている症状を的確にアセスメントして早期受診につなげること

で、Eさんの苦痛を軽減できるという、チームにおける看護師の役割についても理解できるように支援する必要があると考えました。

新任期看護師への教育支援の目標

1）高齢者の「難聴」や「聞こえ」に応じたコミュニケーションを通して、高齢者の意思を尊重する関わりについて理解を深めることができる
2）自身のコミュニケーションを振り返ることで、Eさんの「ケアへの抵抗」の要因をアセスメントし、援助を検討することができる
3）難聴による日常生活への影響や、それによって高齢者が体験することを想像し、コミュニケーションを工夫できる

具体的な教育支援方法

● 初めの関わり方

高齢者に「ケアへの抵抗」をされたときの新任期看護師の気持ちを受け止めつつ、振り返りを促す

　新任期看護師は、Eさんにケアを受け入れてもらえず、「抵抗」されたことに落ち込んでいます。まず、「自身の関わりをEさんがどのように感じたのか」という視点に立って振り返ることが十分にできていません。そこで教育支援者は、新任期看護師の話をしっかりと聞く姿勢で、「抵抗」されたときの感情や気持ちを受け止めます。そして新任期看護師が、そのときの場面を想起できるよう問いかけ、関わりの具体的な状況を把握し、振り返りを促していきます。

● アセスメント

高齢者の反応から「難聴」を把握し、意識的に関わることを助言する

　新任期看護師と共に関わりを振り返り、Eさんが呼びかけに無反応であったり、聞き返したり、かみ合わない返答するなどの反応から、「難聴があること」を把握し、難聴への対応を意識して関わることを助言します。

聴覚のアセスメント方法を確認し、高齢者本人に「聞こえ」を確認する

　日常生活援助において聴覚のアセスメントを行う具体的な方法を確認します。「聞こえづらさはないか」といった「聞こえ」の感覚について高齢者本人に確認することも大切です。

　その上で、伝わりやすい声のトーンや声量・良聴耳を把握することを確認します。

外耳道に耳垢の蓄積や耳漏を認めないか、フィジカルアセスメントをすることも重要です。補聴器使用の有無だけでなく、補聴器を使用しない理由はなぜなのかについても確認します。補聴器を使用している場合は、使用を開始した経緯や使用・管理方法についても把握します。

認知機能に対応したコミュニケーションの必要性を確認する

　認知機能に対応したコミュニケーションは、難聴による聞き取りにくさを補います。Eさんは中等度のアルツハイマー型認知症で、状況の理解・判断力や言語能力の低下に応じたコミュニケーションの必要性があることを確認します。

● 難聴の体験を想像し援助に活かす

難聴のある高齢者が聞こえないまま介入される驚きや恐怖の体験を想像できるようにする

　難聴のある高齢者にとって、背後からアプローチされることは、驚きとなるだけでなく、音声言語から情報をすぐに補えないために不安を与えます。Eさんにおいては、理解・状況判断が瞬時にできず、「痛いことはせんでええ！」という言葉からも、脅かされるような恐怖にまで至っています。そのことがイメージできるよう問いかけます。

　例えば、「聞こえていない状況で、急に知らない人が近づいて来て、肩をたたかれたら、どう思うかな？」など、イメージしやすいように問いかけ、難聴に伴うEさんの体験を想像できるようにします。

難聴に応じたコミュニケーション方法を具体化する

　Eさんの難聴に対し、どのような工夫や対応ができるのかを問いかけ、具体的に考えられることを、新任期看護師に挙げてもらいます。視覚的アプローチを活用することなど、非言語的コミュニケーションを意識できるようにします。穏やかな表情、ゆったりした立ち振る舞い、視線を合わせるといったことも非言語的コミュニケーションとして、高齢者は敏感に感じとっていることを伝えます。

実際のコミュニケーションを見せ、実践モデルを示す

　教育支援者は、新任期看護師と共に、Eさんの居室に訪れました。布団にうずくまっているEさんに、教育支援者がゆっくりと明瞭な声で「Eさん、Eさん」と呼びかけると、Eさんは布団から顔を出しました。Eさんの視線の高さに姿勢を低くし、ニッコリほほ笑むと、Eさんは「なに？」と言いました。

　そこで、Eさんにゆっくり近づき、良聴耳である右耳に口を近づけ、「お昼ごはんの準備が整いました。どうされますか？」と伝えると、Eさんは「もう昼？」と驚いています。教育支援者が置き時計を指差すと、Eさんは「本当！　12時だ

わ。起きないと」と、自ら布団をのけて、ベッドから車いすに移ろうとしたので、その動きに合わせて介助しました。Eさんは、「ありがとう。お腹すいたわ」と笑顔になりました。

難聴に応じたコミュニケーションの重要性を意味づける

　このEさんへの関わりの後、新任期看護師に教育支援者の実践から気づいたこと、理解したことなどを確認します。そして、「難聴」であっても、コミュニケーションの仕方によって、Eさんのもつ力が引き出されていることを確認します。また、高齢者の反応を丁寧に捉えることの重要性を意味づけします。

教育支援の結果

　以上の具体的な支援を実施した結果、新任期看護師は次のように語りました。
　「Eさんは時計もしっかり確認できるのですね。私が"聞こえ"に応じた対応ができていなかったから、認識できなかっただけなんだとわかりました。Eさんが安心して支援を受ける姿を見て、Eさんがどんな思いでいるかを考え、その反応を丁寧に捉えながら関わることが大事なんだと思いました」

■ **難聴の高齢者への教育支援のポイント**

①高齢者その人の「聞こえ」に応じたケアの重要性を、教育支援者が実践モデルとなって示す
②些細と思われるような日常の関わりを振り返り、高齢者に関わる姿勢を見直す機会をつくる
③「難聴」の特徴を理解し、高齢者その人の体験を想像する力を高める

NOTE

高齢者の「難聴」の特徴

　高齢者の聴覚障害のほとんどを占める難聴は、緩徐ながら進行性で、発症頻度は65歳以上では25〜40%、75歳以上で40〜60%、80歳を過ぎると80%を超えるというYuehらの報告がある。しかし、日本では難聴者数のデータを示したものはほとんどない。

　難聴は「感音性難聴」と「伝音性難聴」の2つに大別される。高齢者の難聴の多くは、加齢に伴い、蝸牛から大脳皮質聴覚野に至る神経系の機能障害で生じる感音性難聴である。両側性に高音域から障害されるため、高い音から聞こえにくくなる。会話においては「カ行、サ行、ハ行」を含む子音が聞きづらくなる。また、言語識別能力が低下するため、言葉が音として聞こえても、言葉として弁別しにくくなるという特徴がある。

　伝音性難聴は、外耳道や鼓膜などの異常で音が伝わらない障害で、耳垢がつまり、鼓膜が振動せず生じることがある。筆者が関わった高齢者の中には、関節リウマチで手指の巧緻性が低下して耳垢閉塞が生じ、聞こえづらくなっていた例があった。外耳道の観察を看護師が行い、耳垢閉塞が発見されたケースでは、耳垢が除去されると、会話がしやすくなったことに高齢者自身も驚き、喜んでいた。

[参考文献]
1) Yueh B, Shapiro N, ,MacLean CH et al:Screening and management of adult hearing loss in primary care: scientific review.JAMA289:1976-1985,2003.

高齢者の「難聴」と「認知症」との関連

　高齢者が聞き間違いをすると「認知症」と誤認されることがある。逆に、認知症のある高齢者は「難聴」が見落とされることがある。難聴と認知症との関連は複雑であるが、認知機能の低下によって音の識別も困難になる。そのため、認知機能に応じたコミュニケーションをとることも、「聞こえにくさ」を補う方法になるといえる。

　自身の認知症の体験を書いたクリスティーン・ボーデン（のちのブライデン）は、「私にとって音は、それが何かわからないと聞き慣れない変なもの、精神的に疲れるものになるのだ」と述べている。音が複数になると対応できずに集中できなくなることや、音を理解するのに時間がかかり、脳が過重な負担に耐えられない。そして、生活になくてはならないものは耳栓であり、「音の混乱を消して、新しい展望を開いてくれる」とさえ表現している。

　こういった認知症のある人の「聞こえ」は、パーソナリティや不安症状と解釈され、十分に理解されていない可能性が高いといえるだろう。

[参考文献]
1) クリスティーン・ボーデン：私は誰になっていくの？―アルツハイマー病者からみた世界, クリエイツかもがわ, 2003.

「難聴」のある高齢者への援助に向けて

　多くの高齢者が、加齢に伴い、ゆっくりと進行する難聴との折り合いをつけており、自然と音への意識が希薄となっていることが考えられる。その上に、老化や疾患・症状の影響を受け、聞こえにくさが増しやすい状態にあると理解しておく必要がある。

　例えば、痛みや倦怠感などの苦痛は、集中力や持久力を低下させ、「聞こえ」も変動する。こういった苦痛が、音や会話に意識を向けることを間接的に妨げることに留意し、コミュニケケーションを工夫するだけなく、苦痛緩和を行うことも、結果的に「聞こえ」を補うケアになる。

　高齢者が言葉を受けとりやすい環境づくりも必要である。例えば、良聴耳から音を聴取しやすいベッド位置か？　視界が狭まって視覚的に「聞こえ」を補えない座位姿勢になっていないか？　など、慣れた生活環境こそ見直すことが大切になる。また、高齢者が「話をしたい」と思ってもらえるような援助者であるかどうかが最も重要になる。

高齢者の意思決定支援の基盤となる
感覚機能への配慮

　「意思決定支援」と聞くと，治療選択など何か重大な方針の決定に関わることをイメージするかもしれないが、日常ケアにおいて「高齢者の意思決定を支えること」こそが重要である。高齢や認知症だから「説明してもわからないだろう」と、高齢者本人の意向が確認されずに，本人が選択や思いを表出する力をもっていても見過ごされることがあることに注意したい。

　高齢者の力を低く見積もることなく、選択・決定の機会を保証するには，まず高齢者の視聴覚機能や話す速度など、老化による影響をアセスメントし、話す速度やトーン、理解しやすい言葉に配慮するなど説明能力を高める必要がある。

[参考文献]

1) 日本看護協会ホームページ：看護倫理　意思決定支援と倫理（2）高齢者の意思決定支援
　 https://www.nurse.or.jp/nursing/practice/rinri/text/basic/problem/ishikettei_02.html（2018年9月18日閲覧）

Theme 2 ● 老年症候群の苦痛を緩和する日常生活援助［せん妄］

❹ アセスメントで「せん妄」を予測して必要な治療につなぐ

　ここでは、80歳代の認知症を有する女性の「せん妄」を引き起こす身体疾患を見逃した新任期看護師を、どのように支援していくかを考えます。

　急に怒り出す、現実と異なるものが見える、不眠で生活リズムが乱れる……など、さまざまな「せん妄」の症状に困った経験はありませんか？　高齢者ケアの現場で、最もよく遭遇する症候群は「せん妄」と言っても過言ではありません。

　「せん妄」は、何らかの身体的な要因を伴いますが、高齢者の場合、わずかな環境変化によっても「せん妄」が生じ、環境や関わりを見直すことで治まることがあります。また、「せん妄」と「認知症」の症状は類似するため、せん妄の症状が「認知症の行動・心理症状（BPSD）」などと判断され、「せん妄」を引き起こしている身体的要因が見落とされることがあります。

　ここでは、介護老人保健施設に入職して2年目の新任期看護師への教育支援事例を紹介します。

事例　せん妄を引き起こす身体疾患を見逃したケース

　Fさんは80歳代の女性で、混合型認知症（認知症日常生活自立度Ⅲb）とⅡ型糖尿病があり、血糖降下剤を服用しています。3度目のショートステイ利用で、現在、介護老人保健施設に入所中です。

　ある日の朝、新任期看護師は、介護職から「Fさんが夜間、"天井に虫がいる"と気味悪がって眠れていません。いつもと違うので心配です」と報告されました。新任期看護師が様子を見に行くと、Fさんは朝食を勧める介護職の手を払いのけ、「あっち行け！」と怒鳴ったかと思うと、ボーッとした様子で会話が続きません。介護職はとても心配そうです。新任期看護師は「Fさんは以前から急に怒ったりすることがあります。夜、眠れなかったようなので疲れているのかもしれませんね」と返答しました。

その後、Fさんの様子を確認しに行った介護職が、Fさんがぐったりして発熱していることに気づき、病院を受診すると、「下腿の蜂窩織炎」と診断されて入院することになりました。また、食事摂取量が少ない状態で、血糖降下剤を服用していたために「低血糖」になっていたことがわかりました。

教育支援者は「Fさんがしんどかったことに気づかなかったばかりか、薬のことも考慮できず……」と、新任期看護師が落胆していることが気になりました。

新任期看護師に対するアセスメント結果

1 ▶ 身体疾患を予測できず、合併症を予防できなかったことに落胆している

新任期看護師は「蜂窩織炎」への対応が遅れ、本来ならば予防できた「低血糖」という身体症状を防ぐ必要性があったと認識していました。そして、それができなかった自分自身に落胆していました。

2 ▶ せん妄の症状への"気づき"はあるが、対応に活かせていない

新任期看護師は、Fさんのいつもと異なる症状に気づきましたが、不眠による倦怠感から怒りや興奮が出現した（BPSD）と捉えました。せん妄のアセスメントが不十分で、身体疾患を予測した対応ができませんでした。

3 ▶ 介護職と共に高齢者の状態を捉え、必要なケアを検討し理解する必要がある

介護職がFさんの異変に気づいて報告している内容から、せん妄を予測した対応を行い、介護職と共に、Fさんの様子を観察し、必要なケアを検討する看護師の役割を理解する必要がありました。

新任期看護師への教育支援の目標

1)「せん妄」と「認知症」の違いを理解し、せん妄の要因をアセスメントできる
2) 既往歴や薬物療法に関する情報を得て、アセスメントに活かすことができる
3) せん妄を予測して対応するために、介護職と協働する役割を理解できる

具体的な教育支援方法

● 初めの関わり方

新任期看護師の落胆する気持ちに共感を寄せて、経験を振り返ることの大切さを伝える

教育支援者は、新任期看護師がせん妄を予測して対応できず、落胆した気持ち

に共感を寄せ、関わり始めます。今回の経験を振り返ることが、今後、予測して対応する力につながることを伝えます。時に、教育支援者自身の「失敗した……」と思われるような経験談も踏まえて伝えることも大切です。

● アセスメント

「せん妄」と「認知症」の違いを確認した上で、せん妄の有無を優先的に判断し、身体疾患を見逃さないよう助言する

　せん妄と認知症の違いについて、せん妄の診断基準に照らして理解できるよう知識を提供します。せん妄と認知症の鑑別ポイントは「せん妄は急激に症状が出現し、日内変動がある」点であることを確認します。

　一方、認知症の大部分を占める変性疾患の進行は基本的には緩やかです。急な症状の変化があった場合は「せん妄」を疑い、身体疾患の徴候がないかを優先的にアセスメントするよう助言します。

身体疾患による苦痛がBPSDとして出現し、症状の発見が遅れる可能性に留意し、普段との様子の違いを捉えるよう助言する

　認知症を有する高齢者は、身体的苦痛を的確に表現できず、怒りや興奮といったBPSDとなって現れることに留意するよう助言します。また、高齢者は身体疾患の症状の出現が遅れ、症状が非定型的で、身体疾患の発見が遅れやすい、といった高齢者の身体面での特徴を確認します。

　その上で、普段の様子との違いを捉えることがアセスメントのポイントであることを助言します。

せん妄のスクリーニングツールの活用方法を示す

　せん妄のスクリーニングツールに関して知識を提供します。低活動型せん妄は見逃されやすいため、スクリーニングツールを活用する必要性を説明します。実際にスクリーニングツールを用いて、せん妄症状について確認し、せん妄の有無が判断できるよう示します。

せん妄の要因について知識を活かし、アセスメントするよう助言する

　せん妄の要因について、準備因子・直接因子・誘発因子について知識を確認し、Fさんのせん妄の要因を確認します。せん妄を予測して対応するために、せん妄の要因をアセスメントするよう助言します。

既往歴と服薬に関する情報を収集し、
予測される合併症を防ぐアセスメントの必要性を確認する

　Fさんは既往歴に「Ⅱ型糖尿病」と「足白癬」があり、服薬や治療歴に関して情報を収集するよう助言します。その中で、食事摂取量が低下している状態で、

血糖降下剤を服用する危険性を迅速に認識し、服用を中止する判断が必要であったことを確認します。

また、蜂窩織炎の部位が下腿であったことから、足白癬が原因である可能性が高く、治療経過の確認が必要であることを指導します。その結果、足白癬の治療薬をショートステイ中には持ち込んでいなかったことがわかりました。

このように、新任期看護師と一緒に確認しながら、予測される合併症を防ぐアセスメントの必要性を確認します。

●「せん妄」を予測した対応を介護職と共に行う

介護職が捉えた高齢者の変化を共に確認し、アセスメントを行い、
介護職に観察点を具体的に伝えることを助言する

教育支援者は、新任期看護師と介護職からFさんの日頃と異なる様子を捉えた報告を受けていたことを振り返ります。そして、変化を共に確認し、身体疾患の出現を予測したアセスメントを行い、感染症や低血糖などが起こるときの症状を介護職に具体的に説明することを助言します。

高齢者の非典型的な身体の変化は、日常との違いを察知した介護職と経過を共に確認することが重要であることを確認します。

せん妄のケアを具体的に検討する機会をつくる

Fさんは、病院での入院治療で「せん妄が悪化した状態」で施設に戻ってくることも予測されます。退院後に備え、Fさんが安心できる環境や日常生活援助をチームメンバーと共に具体的に検討する機会を持ち、せん妄のケアを具体化するよう助言します。

● 看護師の役割を確認

治療の必要性を判断し、受診の体制を整える役割を示して
次に備える体制を整える

せん妄のアセスメントに基づき、治療の必要性を早急に判断し、医師に報告し、受診の体制を整えるなど、看護師の役割を示します。今後、類似の状況が生じたときに、新任期看護師が行動できるように備え、体制を整えます。

高齢者の微弱な変調のサインを捉え、迅速に対応するためにも
介護職と協働する役割があることを伝える

振り返りを通して、高齢者の変調のサインは微弱であることが多いため、看護師は、介護職と協力しながら、Fさんの変化を捉え、医療の知識を活かし、主体的に対応する役割が求められることを伝えます。

教育支援の結果

　Fさんは退院後にも、不眠が生じて苛立ち、興奮することがありました。そのようなとき、食事前にFさんがよく聴いていた好きな歌謡曲を流し、冷えた手を手浴するなど、リラクゼーション効果のあるケアをチームで実践した結果、せん妄の症状は消失していきました。また、足白癬に対し、足浴で清潔を保ち、軟膏を塗ることを継続し、せん妄を予防する視点からケアを継続しています。

　以上の具体的な支援を実施した結果、新任期看護師は次のように語りました。

　「今は、入所者にいつもと異なる変化があったときには、身体面のアセスメントを意識して行っています。また、薬剤性せん妄への理解が深まり、薬剤の調整や減量が必要なケースに気づくようになりました。家族にせん妄の説明をどのように行うかといった課題にも取り組んでいきたいです」

[教育支援の参考や根拠となる文献]
1) 亀井智子編：高齢者のせん妄ケアQ&A 急性期から施設・在宅ケアまで，中央法規出版，2013.
2) 長谷川真澄，粟生田友子編：チームで取り組むせん妄ケア 予防からシステムづくりまで，医歯薬出版，2017.

■「せん妄」が生じた高齢者への教育支援のポイント

①せん妄の症状は多様で、要因も複雑であるからこそ、せん妄のアセスメントのポイントを確認する
②よく遭遇するせん妄だからこそ、せん妄の症状に気づいたときの対応を具体化する
③介護職と協働し、微弱な変調のサインを捉え、早期に対応する看護師に求められる役割を示す

NOTE

「せん妄」とは？

　せん妄とは「注意力の障害に伴う症状が急激に生じ、1日の内で症状が変動すること」を指す。そして、薬物や身体的な状況が起因となり、何らかの身体的な問題を伴う。よって、見逃してはいけない危険な兆候を捉える上で、せん妄の知識をもつことが重要になる。

　米国精神医学会では「せん妄の診断基準」として下記を示している。

A. 注意力の変調（注意を向ける、集中する、維持する、注意を逸らす能力の低下）
B. もともとの注意力や認識能力からの変化が急性に発症し（通常、時間単位、数日で）、その症状の重さは1日の中で変動する
C. 認知機能の変調（例えば、記憶障害、見当識障害、言葉、視空間能力、知覚の障害）
D. AとCはほかのもともとのもつ障害で説明できるものではなく、重篤な意識レベルの低下（例えば昏睡）のなかで起こっているわけではない
E. 病歴、身体診察、検査結果から、上記の変調は投与されている薬剤、薬物中毒、離脱症状（例えば薬物乱用や投与されている薬物による）、毒物への暴露、多様な病因により起こっているという証拠がある

　せん妄の症状は多様だが、「注意力の障害」が共通していることが特徴である。注意力の見方を確認し、アセスメントに活かすことが重要になる。

【注意力の見方】
・日時や場所の認識がはっきりせず、どうも怪しい
・面倒くさがる
・言動がすぐ変わり集中できない
・視線がしっかり合わない。ぼーっとした印象を受ける

［参考文献］
1) Black DW, Grant JE：DSM-5 ガイドブック 診断基準を使いこなすための指針，高橋三郎監訳，医学書院，2016．

「せん妄」と「認知症」との違い

　「せん妄」と「認知症」との症状の違いは、実際には明確に分けられないことが多いが、せん妄は、①発症が急激で、②症状が1日の内で変動する点に特徴がある。認知症のある高齢者に意識のくもりが生じると、「認知症が進んだ？」と、せん妄の要因となる身体疾患が見落とされそうになることがある。普段の様子との違いを把握しておくことが必要になる。

　初回入所時は、家族や普段の様子を知っている人に、気になることや本人の変化の有無を確認することがポイントとなる。また、入所者が入院や他施設に移る場合には、普段の様子を情報提供することが重要になる。

せん妄スクリーニングツールの活用

　せん妄には3つのタイプがある。①過活動せん妄：幻覚、妄想、興奮、不穏、夜間不眠といった活動性の亢進が目立つ。②低活動せん妄：ウトウトと傾眠、ぼんやりとした視線と表情、関心・食欲の低下など。うつ病との鑑別が困難とされるが、うつ病特有の悲哀感・罪業感はなく注意障害を認めれば「低活動せん妄」と判断できる。③混合型せん妄：①・②が混ざったタイプを指す。

　「低活動せん妄」は見逃されやすいため、せん妄のアセスメントツールを使用することも重要になる。ここでは一例として、「看護スタッフ用せん妄評価スケール」を挙げる。せん妄の症状は多様であるが、このようなアセスメントツールを活用することで、その症状や特徴を確認することができる。

看護スタッフ用せん妄評価スケール (DRS-J)

A. 意識・覚醒・環境認識のレベル

- □ 現実感覚　　　夢と現実の区別がつかない。物を見間違える。ごみ箱→トイレ、シミ→虫
- □ 活動性の低下　話しかけても反応しなかったり、人と関わるのが億劫そうに見えたりする
- □ 興奮　　　　　そわそわして落ち着きがない。点滴を抜いてしまう。暴言・暴力がある
- □ 気分の変動　　涙もろかったり、怒りっぽかったり、焦りやすかったり、感情が不安定
- □ 睡眠-覚醒のリズム　夜間の睡眠障害と日中の居眠りで、昼夜逆転。あるいは一日中傾眠
- □ 妄想　　　　　最近新たに始まった妄想（誤った考えを固く信じる状態）がある
- □ 幻覚　　　　　現実にはない声や音が聞こえる。実在しないものが見える

B. 認知の変化

- □ 見当識障害　　見当識（時間・場所・人に関する認識）障害がある。例：昼なのに夜、病院にいるのに自宅だと言う。看護師を孫と言うなど、身近な人の区別がつかない
- □ 記憶障害　　　最近急激に始まった記憶障害がある。例：出来事を思い出せない

C. 症状の変動性

- □ 精神症状の発症パターン　現在ある精神症状は、数日〜数週間前に急激に始まったor急激に変化した
- □ 症状の変動性　現在の精神症状は一日の内でも出たり引っ込んだりする。例：夕方から悪化

せん妄の可能性あり　A・B・C各項目を☑し、一つでも該当する項目があればA→B→Cと進んで評価

[引用文献]
1) 町田いづみ他：看護スタッフ用せん妄評価スケール（DRS-J）の作成, 総合病院精神医学, 14 (1), p.1-8, 2002.

「せん妄」の要因と「せん妄」を起こしやすい薬剤

　せん妄の要因は大きく3つに分類される。①準備因子：せん妄になりやすい因子で、高齢、認知症、脳血管障害の既往歴も含まれる。②促進因子：せん妄を誘発する因子で、環境変化、感覚遮断（視聴覚の障害）、心身の苦痛、身体拘束などが含まれる。③直接因子：単独でせん妄となりうる因子で、疾患や症状、治療そのものの侵襲、急性感染症（尿路感染症、誤嚥性肺炎、蜂窩織炎、胆嚢炎など）、脱水症、そして薬剤が含まれる。せん妄の要因は複合的なため、要因をアセスメントした上でケアを検討する必要がある。

　また、せん妄を起こしやすい薬剤は、ステロイド、パーキンソン治療薬、オピオイド等多数あり、治療上、減量・中止できない場合も少なくない。筆者の所属する病院では、以下のことを推奨している。

[変更可能な薬] H2ブロッカー→プロトンポンプ阻害剤
[中止したほうがよい薬] ベンゾジアゼピン系睡眠薬（エチゾラムやアモバン等）
　ただし、「睡眠薬がないと眠れない」という場合、不安にならないかどうかの確認が必要になる。薬剤を中止すると強い不眠が生じることがあり、これを「反跳性不眠」という。
[皮膚炎に対して] 抗ヒスタミン薬の内服薬が処方されている場合、軟膏に変更できないか検討する。

Theme 2 ● 老年症候群の苦痛を緩和する日常生活援助［睡眠障害（不眠）］

⑤ 不眠を生活全体の中で包括的に捉えて「眠れない」苦痛をケアする

　ここでは、高齢者の「眠れない」苦痛をケアする看護実践能力を修得するために、新任期看護師をどのように支援していくかを考えます。

　加齢に伴い、「眠れない」と苦痛を訴える高齢者は少なくありません。認知機能が低下することで、その苦痛を言葉で訴えることが難しい高齢者もいます。

　特に高齢者ケア施設では、自宅とは環境や過ごし方が異なることが影響し、これまでの生活リズムを崩しやすく、良質な睡眠をとることが難しくなりがちです。したがって、自宅で暮らす高齢者がレスパイトケアとしてショートステイを利用する場合、自宅と施設の環境によるギャップが最小限となるようにすることが大切です。高齢者には、眠ることによって休息をとり、日中の活動を促し、生活リズムを整えるケアが必要となります。

　以下に、介護老人保健施設に入職して2年目の新任期看護師への教育支援事例を紹介します。

事例　「不眠」への看護に自信がもてないケース

　Gさんは80歳代の男性で、2年前に脳梗塞を発症し、その後遺症として軽度の左不全麻痺と構音障害、記憶・注意・理解・判断力の障害などがあり、認知症日常生活自立度はⅢbです。高度の難聴もありますが、筆談では、伝えたことの理解、簡単な言葉での返答ができています。主介護者の妻の介護負担のため、今回初めてレスパイト目的で、介護老人保健施設に1カ月間の予定で入所しました。

　新任期看護師は、夜勤中に介護職から「Gさんが全然、寝ない。声も大きいから周りの人も起きてしまって困っている」と報告を受けました。他の介護職からも「毎日、夜中に起きてしまうみたいで、家では奥さんも困っていたんじゃないかな。家から持参している睡眠薬をのんでもらえないのでしょうか」と発言がありました。新任期看護師は、介護職に「検討してみますが、もう深夜3時なので

睡眠薬を服用すると朝に持ち越してしまいます。今は薬を飲まずに経過をみようと思います」と話しました。

その後、新任期看護師がGさんの居室を訪ねると、「なにー？」と大きな声をあげました。新任期看護師が筆談で「夜です。寝ましょう」と伝えると、「夜かー！」と再び大きな声で返答があり、同様のやりとりが繰り返されました。

勤務終了後、新任期看護師は教育支援者に「Gさんが眠れず、同室の人も起きてしまいました。睡眠薬を使用して眠ったほうが、今後、家に帰るGさんやご家族にとっていいのか、どうなのかわからなくなりました」と相談をしました。

新任期看護師に対するアセスメント結果

1 ▶ 眠れない苦痛に対して包括的なアセスメントが不足している

新任期看護師は、不眠に対して睡眠薬使用を優先していますが、まずは、老健入所によってGさんの生活リズムがどのように変化しているのか、日常生活への影響について、苦痛を緩和する視点からアセスメントする必要がありました。

そこで教育支援者は、Gさんの発言やこれまでの自宅での生活や習慣などの情報を収集した上で、不眠と不穏やせん妄との関連性を理解したアセスメントができるように教育支援が必要と考えました。

2 ▶ 自宅での生活を見据えた家族支援の具体的な方法が見いだせていない

介護老人保健施設には一時的な入所であるため、今後の自宅での生活を見据えて、家族の介護の負担状況や思いや意向などを確認し、具体的なケア方法を示す教育支援が必要と考えました。

3 ▶ 不眠の包括的なアセスメントと具体的なケア方法をチームで検討する働きかけが不足している

Gさんの不眠の包括的なアセスメントとケアをチームで検討する働きかけが不足しているので、それができるような教育支援が必要であると考えました。

新任期看護師への教育支援の目標

1）不眠による苦痛を理解し、不穏やせん妄との関連性を含め、包括的にアセスメントできる
2）家族の介護負担や意向を確認し、自宅で安心して過ごせるようケア方法を見いだし、家族と共有することができる
3）不眠のアセスメントとケア方法を、チームで検討・実践できる

具体的な教育支援方法

● 初めの関わり方

新任期看護師が、状況をどのように捉え、悩んでいるのかを聞き、
ケアの課題を確認し、共に取り組むことを伝える

　新任期看護師がGさんの不眠について、状況をどのように捉え、何を悩んでいるのかを聞きます。その中で、睡眠薬を投与した際に伴う副作用を心配しているが、他の利用者や家族のことを考えると使用せざるをえないのかと迷っていることや、Gさんを訪室したものの、興奮を助長させてしまったこと、今後どのように対応すればよいのかがわからないこと、介護職の相談に対応できなかったことを悩んでいたことがわかりました。そこで、不眠のアセスメントとケアの課題を確認し、共に取り組むことを伝えます。

● アセスメント

不眠が日常生活に及ぼす影響への理解を深め、
包括的に状態を捉える必要があることを助言する

　不眠により、注意力・記憶力が低下し、その影響から、人との交流や生活習慣の継続が困難となることなど、不眠が日常生活に及ぼす影響について知識を確認します。そして、不眠という症状にとらわれることなく、生活リズムを整えるためには、包括的に状態を捉える必要があることを助言します。

加齢と認知機能障害により不眠が生じやすく、
不穏やせん妄を起こす可能性を踏まえたアセスメントをするように助言する

　Gさんは加齢と認知機能障害により不眠をきたしやすい状態にあること、不穏やせん妄を引き起こす可能性があり、睡眠障害（不眠）と不穏、せん妄との関連に留意したアセスメントが必要であることを助言します。

BPSDやせん妄の誘発薬の知識を確認し、
医師と薬物の種類・使用方法を相談する上で必要なアセスメントを助言する

　不眠に対し、ベンゾジアゼピン系の睡眠薬をはじめ、非ベンゾジアゼピン系の睡眠導入剤であっても、睡眠覚醒障害を助長し、せん妄を誘発する可能性について理解していることを確認します。

　また、現在、定期的に服用している薬剤について、夜間不眠時に興奮や不穏が生じる場合があること、副作用や適切な使用方法をアセスメントすることを助言します。

　さらに、「非薬物療法による対応」が第一であることを踏まえた上で、不眠に対

して薬剤を使用する際には、筋弛緩作用の少ない薬剤による治療の必要性をアセスメントすることを助言します。これらのアセスメントをもとに、かかりつけの医師と薬物の種類・使用方法を相談する必要性を確認します。

包括的に生活を把握するためのアセスメントツールの活用を提案する

　睡眠の状態だけでなく、包括的に生活を把握するためのアセスメントツールとして、センター方式のD-3「生活リズム・パターンシート」やD-4「24時間生活変化シート」の活用を提案します。

● 看護実践を通して

生活史や生活習慣の情報を得て、施設での日常生活援助に取り入れるよう助言し、新任期看護師の行動を見守る

　生活史や生活習慣についてGさんと家族から情報を得て、日常生活援助に取り入れるよう助言し、新任期看護師の行動を見守ります。

チームでアセスメントを共有し、
生活リズムを整えるケアを検討できるよう働きかける

　チームで新任期看護師のアセスメントを共有し、生活リズムを整えるケアを検討できるよう働きかけます。新任期看護師はチームカンファレンスでアセスメントを共有し、ケアを検討します。

詳細なアセスメントにより、かゆみやおむつ内尿失禁の不快感などの
苦痛を緩和するケア方法を確認する

　Gさんは中途覚醒時に背部を引っ掻いています。皮膚の乾燥による影響と思われるため皮膚の保湿を十分に行い、かゆみによる苦痛を緩和します。また、夜間尿量が多いことから、おむつ内の尿失禁による不快感やおむつ交換時に中途覚醒しやすいと考え、必要な飲水を14時ぐらいまでに確保できるよう調整し、夕方からの飲水量が増えないようにするなどのケア方法を確認します。

なじみのある生活に近くなるよう環境調整を行い、
柔軟な対応が大切であることを伝える

　自宅でのなじみの生活に近くなるように、午後から臥床してテレビ鑑賞をして休息をとれるようにし、ベッドサイドには妻や息子たちの写真を飾り、妻や息子たちを思い出し、安心できるよう環境調整を行います。

　夜間の就床時刻は、本人が休みたいと思える時間とし、消灯時間にこだわらないことや、夕食のしばらくあとに間食の時間をもち、満足感を得られるようにするなど、緊張を緩和することを確認します。個々の生活習慣に応じて柔軟な対応をすることが大切であると伝えます。

家族の介護の状況を確認し、自宅で継続できるケア方法について
在宅ケアチームと確認する場をもつよう助言する

　自宅での生活に近いケアを行ったことで、Gさんは夜間は眠れるようになり、生活リズムが整い始めました。新任期看護師は、これらの経過を妻に伝えながら、自宅介護の状況について話をさらに聞くことにしました。すると、妻は「夜中に途中で目が覚め、眠れないことがしんどかった」と話しました。そして、脳出血の入院治療中に、睡眠薬などが使用され、傾眠となって活動性が低下した経験があり、頓服で処方されている薬に頼らず眠れる方法を見つけたいと考えていたこともわかりました。

　そこで、自宅で継続できるケアを、在宅ケアチームと確認する場をもつことを助言します。

● 実践の評価・振り返り

日常生活における苦痛を緩和する視点で
アセスメントができていることを確認し、ポジティブにフィードバックする

　新任期看護師が24時間生活変化シートや家族から得た情報をどのようにアセスメントしたのかを確認します。その中で、空腹感を訴えることが多いことや、21時頃にベッドに臥床すると「座らせて〜」と座位を希望すること、夜間の中途覚醒時に背部を掻いていたことや、多量の排尿のため更衣が必要になったことなど観察をしています。

　また、家族からは、Gさんが午後の時間に好きなテレビ番組があり、ベッド上で休息をとりながら見ていたことや、自宅では部屋が狭く、妻がいつも傍にいる環境であること、独立した息子たちが昔描いた絵を飾っていることなどの情報を得ています。

　それらの情報をもとに、新任期看護師が、空腹感やかゆみ、尿失禁の不快感への対応、臥床時間の調整をはじめ、自宅での生活習慣に応じた対応や環境調整をすることで、対象者の苦痛を緩和し、生活リズムを整える重要性に気づいたことを確認し、それに対してポジティブにフィードバックします。

見当識障害を補い、難聴の程度に応じたコミュニケーションで
意思を確認したケアが行えていたことをポジティブにフィードバックする

　時間・場所などの見当識障害を補い、高度の難聴に応じ、筆談などを交えたコミュニケーションをはかり、意向を確認するケアを行うことをチームで決定します。ケアが実際に行われていることを確認した上で、対象者にとってよいケアが行えていたことをポジティブにフィードバックします。

**ケアを振り返り、介護職と共に睡眠障害（不眠）へのケアに向け、
看護師に求められる役割を意味づけられるよう働きかける**

　新任期看護師にケアを振り返り、意味づけられるよう働きかけます。新任期看護師が不眠への対応の困難感から、夜間に眠れるようになることばかりに視点を向けていたことに気づき、包括的なアセスメントのもとに本人の苦痛を捉えたケアをチームで実践できるように促します。

教育支援の結果

　以上の具体的な支援を実施した結果、新任期看護師は次のように語りました。
　「看護師の役割として、不眠が日常生活にどのように影響しているのかを、苦痛を緩和する観点から包括的にアセスメントし、自宅での生活を見据えて、介護職にその内容を伝え、共にケアを検討し、実践することの大切さに気づきました」

[教育支援の参考や根拠となる文献]
1）中島紀惠子，石垣和子監修，酒井郁子他編：高齢者の生活機能再獲得のためのケアプロトコール　連携と協働のために，日本看護協会出版会，2010．
2）高山成子編著：認知症の人の生活行動を支える看護　エビデンスに基づいた看護プロトコル，医歯薬出版，2014．

■ 睡眠障害の苦痛緩和をはかる教育支援のポイント

①悩みや不安を聞き、ケアの課題を共有し、共に取り組むことを伝える
②睡眠障害（不眠）による生活の影響を考えた包括的なアセスメントのもとにケアが実践できるようにする
③チームで自宅の生活につながるケア方法を見いだし、柔軟な対応をすることを促す
④医師との薬剤調整や介護職への助言等、知識・ケア方法を修得し、自信がもてるようにする

加齢による睡眠の特徴

　加齢に伴い、高齢者は成人に比べて睡眠障害（不眠）を訴えることが多い。訴えは、寝つきが悪い（入眠困難）、深い眠り（徐波睡眠）が少なくなって熟眠感が得られない、夜中に目が覚める（中途覚醒）、朝早く目が覚める（早朝覚醒）、睡眠の持続時間が少なくなる等である。

　頻尿や痛みなどの身体的要因や心配ごとや不安といった精神的要因も睡眠に影響する。また、日中に眠くなって仮眠をとると、睡眠不足を補うことはできるが、生活リズムが乱れることにつながる。

　起床後、光を浴びるとメラトニンの産生を促し、睡眠の質を高めるといわれている。施設や病院で療養生活を過ごす高齢者は、環境面（多床室、音、光、温度、湿度）の調整だけでなく、これまでの生活習慣との違いへの配慮も必要となる。

　内服薬によっては、副作用として不眠を生じるものもあることも踏まえる必要がある。したがって、高齢者の睡眠障害は多要因が影響することを念頭にケアを考える必要がある。

[参考文献]
1) 内山真編：睡眠障害の対応と治療ガイドライン，じほう，2016.
2) 山寺亘：加齢に伴う睡眠構造の変化，老年精神医学雑誌，28（4），p.329-334，2017.

非薬物療法の例

　睡眠障害（不眠）に対する非薬物療法として、睡眠に関する正しい知識を伝えることやケアに取り入れていくことは重要である。

　厚生労働省の「健康づくりのための睡眠指針2014」では、睡眠12箇条が挙げられている。この指針は、さまざまな研究成果を基に作成されており、高齢者に十分活用できるものとなっているので参考になる。

　また、睡眠に不安を抱き、ベッドや布団に横になることを苦痛に感じるなど認知のゆがみを修正する認知行動療法がある。これは、睡眠を妨げる条件反射を引き起こすような刺激をすべて取り去った上で、リラックスするという条件付けを行う「刺激制御療法」、就床から起床までベッドや布団で過ごす時間を制限し、身体が欲求する睡眠時間とのギャップを少なくするとともに、軽度の断眠効果を利用することで不眠の改善をはかる「睡眠制限療法」、末梢の筋肉を弛緩させ、さらに全身の持続性の筋緊張を減弱させることによって、スムーズな入眠を促す「筋弛緩療法」などを活用するものである。

[参考文献]
1) 厚生労働省：健康づくりのための睡眠指針2014.
　 https://www.mhlw.go.jp/stf/houdou/0000042749.html（2018.8.14閲覧）
2) 内山真編：睡眠障害の対応と治療ガイドライン，じほう，2016.

センター方式

　センター方式は「認知症介護研究・研修東京センター」が開発した、認知症の人のためのケアマネジメントの様式である。センター方式では、本人本位の視点が明らかになる「共通の5つの視点 ①その人らしいあり方、②その人の安心・快、③暮らしの中での心身の力の発揮、④その人にとっての安全・健やかさ、⑤なじみの暮らしの継続（環境・関係・生活）」でアセスメントする。本人を支える地域の関係者の連携ツールとして活用することもできる。

　センター方式のシートは、「A 基本情報」「B 暮らしの情報」「C 心身の情報」「D 焦点情報」「E まとめのシート」など16枚で構成される。1枚からでも使い始めることができる。D-3「生活リズム・パターンシート」は、利用者の自然な生活リズムが最大限保たれるように支援するものである。D-4「24時間生活変化シート」は、1日の気分の変化を24時間でみるもので、何が影響を与えていたのか、予防的に関わるタイミングや内容をみつける際に用いる。

[参考文献]
1）認知症介護研究・研修センター：センター方式
　　http://www.dcnet.gr.jp/study/centermethod/（2018.9.24 閲覧）

睡眠障害（不眠）の定義と睡眠薬の種類

　日本睡眠学会では、不眠症を「夜間中々入眠出来ず寝つくのに普段より2時間以上かかる入眠障害、一旦寝ついても夜中に目が醒め易く2回以上目が醒める中間覚醒、朝起きたときにぐっすり眠った感じの得られない熟眠障害、朝普段よりも2時間以上早く目が醒めてしまう早朝覚醒などの訴えのどれかがあること。そしてこの様な不眠の訴えがしばしば見られ（週2回以上）、かつ少なくとも1カ月間は持続すること。不眠のため自らが苦痛を感じるか、社会生活または職業的機能が妨げられること。などの全てを満たすことが必要です。なお精神的なストレスや身体的苦痛のため一時的に夜間良く眠れない状態は、生理学的反応としての不眠ではありますが不眠症とは言いません」と定義している。つまり、睡眠障害（不眠）の具体的な症状は、①入眠障害、②中途覚醒、③早朝覚醒、④熟眠障害、⑤早朝覚醒ということになる。

　一方、睡眠薬は、その化学構造により、①バルビツール酸系、②ベンゾジアゼピン系、③非ベンゾジアゼピン系、④メラトニン受容体作動薬に大別される。また、作用によって、①超短時間作用型、②短時間作用型、③中間作用型、④長時間作用型がある。

　高齢者の睡眠薬の使用の際に、重要なのは、これらの作用だけでなく、ふらつきや転倒などの副作用にも十分留意することである。

[参考文献]
1）本多裕：睡眠障害の基礎知識（日本睡眠学会ホームページより）
　　http://www.jssr.jp/kiso/syogai/syogai01.html（2018.9.24 閲覧）
2）内山真編：睡眠障害の対応と治療ガイドライン，じほう，2016．

Theme 3

認知症の生活機能障害に応じた日常生活援助

　認知症を有する高齢者は、認知機能の低下により過去・現在・未来のつながりが失われやすく、不安や混乱を生じ、生活に不都合を感じていることがあります。心地よい生活を送ることができるかは、ケアの質にかかっています。

　認知症には、中核症状と行動・心理症状（BPSD）があります。このうちBPSDは認知症を有するすべての人に生じるものではなく、身体的、心理・社会的、物理的、環境などが影響したことによる二次的な症状です。そのため、認知症を有する本人だけにBPSDの原因を求める捉え方には注意が必要です。

　例えば、自宅に帰りたがる高齢者に使われがちな「帰宅願望」という表現は援助者側からの見方であり、認知症の人にとっては目的や理由に沿った行動であると捉えることが必要です。「BPSDは病気による症状ではなく、正当な原因によるリアクションにすぎない」とする考え方もあり、本人の視点に立った見方への転換が求められます。さらに「認知症は関係性の障害」という認識も広がってきており、家族など周囲の人も含めた社会生活における障害の視点から支援のあり方を考える必要があります。

　そのような中、「認知症を有する高齢者へ望ましい関わり方をしたいが難しい」と看護師や介護職が葛藤を抱いている現状があります。その背景には、高齢者ケア施設や病院では、一定の時間や限られた人員の中で、多くのケアを行う必要があり、効率的にケアをしなければならないという時間的な切迫が生まれやすいことや、認知症を有する高齢者のメッセージやニーズを捉える余裕のなさもあると考えます。

　認知症を有する高齢者をケアする援助者は、怒り・困惑・不安など否定的な感情を抱きやすく、特にケアの経験が少ない新任期看護師の悩みや不安は大きいと考えられます。そのため、1人で抱え込まず自由に述べられる場やチームを構築する支援が求められます。

　ここでは「認知症の生活機能障害に応じた日常生活援助」の場面において、新任期看護師の悩みや揺らぐ感情を支え、BPSDをなくすことに捉われることなく、ケアの本質に気づき、高齢者の力を活かすケアをチームで創造する看護実践能力を育成する教育支援方法を紹介します。

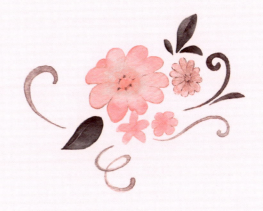

Theme 3 ● 認知症の生活機能障害に応じた日常生活援助［入浴への抵抗］

❶ 入浴習慣や認知機能に配慮したケアで心地よい入浴に導く

　ここでは、高齢者を心地よい入浴に導くための看護実践能力を修得するために、新任期看護師をどのように支援していけばよいのかを考えます。

　施設や病院では限られた人員の中で、多くのケアを行う必要があり、ケアが単なるルーティンワークとなる状況が生まれやすくなっています。そのため、高齢者のペースに合わず、高齢者が「せわしない」と感じるケアとなります。特に認知症を有する高齢者の場合は、せわしないケアだと、認知機能の低下によって強い不安や混乱を招き、介護への抵抗につながることがあります。

　以下に、介護老人保健施設に入職して8カ月目の新任期看護師への教育支援事例を紹介します。新任期看護師は高齢者を入浴に誘いましたが断わられ、「抵抗された」と落ち込んでいます。高齢者にとって心地よい入浴とは何かを導きます。

事例　入浴の促しを抵抗されたと揺らぐケース

　80歳代の男性Hさんは、中等度のアルツハイマー型認知症があります。同居していた妻が2カ月前に入院したことをきっかけに介護老人保健施設に入所しました。身体的な機能は保たれているのですが、尿失禁で下着を汚してしまうことがありました。そのため、入浴介助をしようと、スタッフがお風呂に誘っても「入らない」と抵抗することが多く、ケア上の課題となっていました。

　あるとき、他の入所者と一緒にテレビを見ていたHさんに、新任期看護師が「お風呂の順番が決まりましたよ。Hさん、お風呂に入りましょう」と声をかけました。Hさんは、怪訝な表情で「風呂は家で入る。風邪をひくと困る」と断りました。それでも新任期看護師が「他の日にもお風呂を待っている人が大勢いるんです。行きましょう」と誘うと、Hさんは不思議そうな表情をしながら後をついて浴室に移動しました。

　浴槽を見たHさんは「銭湯か……」と脱衣し始めましたが、新任期看護師が衣

類を片づけるのを見て、表情が険しくなりました。新任期看護師が「Hさん、ズボン脱ぎましょう」と手伝おうとすると、「みっともない！」と手を払いのけて浴室から出ていってしまいました。

新任期看護師は落ち込んだ様子で教育支援者のところへ相談に来て、「手伝おうとしたのに、どうしてお風呂が嫌なんでしょう……」と話しました。

新任期看護師に対するアセスメント結果

1 ▶ 高齢者の意に沿わない関わり方が入浴への抵抗につながった可能性に気づいていない

教育支援者は「新任期看護師のHさんの意に沿わない関わり方が入浴への抵抗につながった可能性がある」と考えました。入浴ケアを"業務"と捉えてしまうと高齢者を急かしてしまうことになり、心地よく入浴することにつながりません。まず、新任期看護師がそのことに気づく必要があると考えました。

2 ▶ 心地よいケアとなるために生活機能障害や高齢者の習慣や価値観に目を向ける必要がある

「心地よい」と感じられる入浴ケアを提供するためには、高齢者それぞれの認知機能や入浴に関わる習慣・価値観を把握する必要があります。そして、知り得た個別性を入浴ケアに活かすことを理解する必要がありました。

3 ▶ Hさんにとって心地よい入浴ケアについて、チームで検討する重要性が実感できる場をつくる必要がある

Hさんが「入浴したい」と思えるようなケアをチームで工夫することが重要と実感できる場をつくる必要がありました。その中で、「羞恥心に配慮する」ことや「快適な入浴環境を整える」という具体的なケア方法をチームで検討していく過程の重要性に気づく機会になると考えました。

新任期看護師への教育支援の目標

1）高齢者への自身の関わりを振り返ることで、抵抗につながった要因をアセスメントできる
2）認知機能障害や日常生活ケアの様子から高齢者の個別性を理解し、具体的なケア方法を見いだすことができる
3）高齢者が「心地よく入浴できるケア」をチームメンバーと共に検討する重要性がわかる

具体的な教育支援方法

● 初めの関わり方

入浴を抵抗されて困惑した心情を理解した上で
入浴ケアの目的を確認する

「1人前の仕事ができるようになりたい」という気持ちをもった新任期看護師は、Hさんから手を払いのけられて落ち込んでいる様子でした。

そこで教育支援者は、入浴を抵抗されたときの率直な思いを傾聴し、受け止めます。その上で、「Hさんが心地よく入浴するためのケア方法」を検討することの重要性を伝えます。

そして、清潔の保持、爽快感やリラックス効果を得るといった入浴ケアの目的を確認します。

● アセスメント

入浴への抵抗が生じた場面の振り返りを促し、
抵抗の要因や理由のアセスメントを共に行う

入浴への抵抗が生じた場面とそうでなかった場面を比較することで、その要因を探ることができることを伝え、実践の振り返りを促します。その結果、誘導時と脱衣時に抵抗が生じていたことがわかりました。

そこで、Hさんが十分に納得していない状況で入浴を試みたことが抵抗につながった可能性を確認します。さらに、Hさんに挨拶なく誘導を始めたことがHさんを急かす行動となり、抵抗につながった可能性を確認します。

記憶障害や見当識障害の影響で
なじみのない環境での入浴が不安な高齢者を理解することを助言する

怪訝な表情で「風呂は家で入る」といったHさんの言動を振り返り、記憶障害・見当識障害の影響でなじみのない場所で入浴することによる強い不安を感じていた可能性を助言します。

身体的な不調や入浴環境に対する不快感が
抵抗の要因となる可能性を助言する

Hさんの「風邪をひくと困る」という言動から、身体的不調が理由である可能性や、以前に「慣れない場所での入浴で風邪をひいた」と心配していることなどが抵抗の要因になっている可能性を助言します。そして、脱衣所や浴室の寒さに対する不安がある可能性についても助言します。

● ケアの目標を共有

「抵抗がないこと」を目標にせず、
高齢者にとって心地よい入浴に向けたケアをめざすことを確認する

　入浴に抵抗する要因は数多くあり、また状況に応じても変わるため、抵抗が生じる可能性は常にあります。そのため、「抵抗された」という結果に捉われることなく、高齢者にとって気持ちのよい入浴に向けてケアを検討する過程が重要であることを確認します。

● 看護実践を通して

高齢者の個別的で多様な入浴習慣を確認し、
入浴の文化を組み入れたケアの工夫について助言する

　高齢者にとって心地のよい入浴とは何か、お湯の温度や入浴時間など、個別的で多様な入浴習慣に関する情報を集めて、それらを反映した入浴ケアになっているかを確認します。

　入浴の文化は地域や世代によっても異なり、清潔の価値観も異なることに気をつけるように助言します。Hさんが「銭湯」と理解して入浴しようとしていた状況を振り返り、工夫できるよう助言します。

脱衣をさりげなく見守り、汚染した下着は素早く片づけるなど、
高齢者の力に応じたケア方法を提案する

　脱衣した衣類の片づけや、ズボンの脱衣を介助しようとしたことが、Hさんにとっては急かされ、無理に脱がされる感じにつながった可能性を伝えます。

　また、尿失禁で汚れた下着はさりげなく素早く片づけることで羞恥心に配慮する必要性を確認します。そして、Hさんのできる力を活かして、脱衣はさりげなく見守ることを提案します。

ケア場面のシャドウイングを効果的に活用して学ぶ機会をつくり、
ケアの本質への気づきを促す

　新任期看護師が、チームメンバーのケア場面をシャドウイングすることで、ゆとりをもってケアを学ぶ機会をつくります。チームメンバーである介護職と事前に打ち合わせを行い、高齢者にとって心地よい入浴に向けたケアを学ぶ機会にすることを伝えます。

　さらに、ケアの意味を伝えながらHさんが「入浴できる」「入浴できない」といった結果にこだわらず、ケアの過程を介護職と共有し、ケアの本質に気づくことを促します。

● **実践の評価・振り返り**

シャドウイング後の振り返りを促し、次に活かせるケアを確認する

新任期看護師に、シャドウイングを通して気づいたことを話してもらい、補足説明をします。Hさんが入浴を抵抗したアセスメントと、ケアに対するHさんの反応を振り返り、よかった点や次に活かせるケアを具体的に確認します。

教育支援の結果

以上の具体的な支援を実施した結果、新任期看護師は次のように語りました。

「抵抗されたことを失敗したと思い、落ち込んでいました。すべての反応に意味があり、次に活かす過程が大切だということを学びました。Hさんのペースに配慮してゆったり関わることの意味が理解できました」

[教育支援の参考や根拠となる文献]
1) 石原弥栄美,川崎葉月,坪井桂子,鈴木美也子,横井惠子:認知症高齢者が心穏やかに入浴するための援助方法の検討,日本看護学会論文集 老人看護,40,p.39-41,2009.
2) 高山成子:入浴時に攻撃的行動を起こす認知症高齢者のケア 入浴拒否の事例の失敗場面と成功場面からケアを考える,認知症介護,9(3),p.36-43,2008.

■ **心地よい入浴に導く教育支援のポイント**

①新任期看護師が抵抗されて困った思いを理解し、入浴ケアの目的を確認する

②抵抗が生じた場面を振り返り、抵抗につながる要因をアセスメントできるよう助言する

③入浴習慣、価値観、羞恥心に配慮したケア方法を実践できるよう助言する

④チームメンバーのケアのシャドウイングを通して、実践を学ぶ機会をつくり、ケアの本質への気づきを促す

入浴への抵抗の要因と背景

　入浴ケアは「施設の援助者が最も困難を感じるケアの1つ」と報告されている[1]。また、認知症の進行度に関係なく、認知症を有する高齢者本人にとって入浴を抵抗する意味や理由があることが明らかにされている。「興奮や攻撃的な行動のほとんどが、無理に浴室に連れてこられた、無理に衣服を脱がされた、お湯をかけられたときである」[2]とされる。

　また入浴を断る理由として、軽度の認知症を有する高齢者では「嫌な記憶」や「体調不良」など事実や体験に基づいたもの、中等度の認知症を有する高齢者では「夜に入浴する」などの習慣に強く固執することや「場所や状況の失見当識」によるもの、重度の認知症を有する高齢者では「面倒」や「入浴の意味が理解できない」ことが挙げられる。これらからまず求められるのは、高齢者がどのような体験をしているのかを知ろうとすることである。

　入浴は複合動作であり、短時間に何度も環境が変化するため、認知症を有する高齢者は困難を感じたり、つまずきを抱えやすい。また「衣服を脱ぐ」という行為は羞恥心を伴い、関わり方によっては自尊心を傷つけることになりやすい。そして、「自分でできる」と思っている高齢者にとっては「介助を受ける」という葛藤をより感じやすく、本人の話を聞かずに、一方的に介助しようとしたり、無理強いをすることは、高齢者の不安につながる。それが「ケアを拒む行為」として表現されることとなる。

　心地よい入浴にするためには、「苦痛を最小限にして、心地よさをつくりだすケア」にすることが必要である。そのためには、認知機能障害の影響をアセスメントし、何ができて、何ができないか、どのような関わりがあれば「もてる力」を活かせるのかといった工夫と、羞恥心に配慮したケアが求められる。加えて、入浴は個人の習慣や好みが深く関係する行為であるため、これまでの高齢者本人のやり方を尊重することも重要である。

［参考文献］
1) 六角僚子：痴呆ケア場面における介護困難と感じる痴呆症状，第5回日本痴呆ケア学会抄録集，p.66，2004.
2) 高山成子：認知症の進行による入浴行動の変化と看護ケア，中島紀恵子編，認知症高齢者の看護，医歯薬出版株式会社，p.115-121，2007.

Theme 3 ● 認知症の生活機能障害に応じた日常生活援助［「帰りたい」願い］

包括的なアセスメントで「帰りたい」という思いの理解を深める

　ここでは、「帰りたい」という思いを抱いている高齢者と認知症の進行によって変わっていく姿をみる家族の思いを支える看護実践能力を修得するために、新任期看護師をどのように支援していくかを考えます。

　認知症を有する高齢者は「家族と離れて生活する」など暮らしの場が変わると「帰りたい」という思いを抱いて苦悩していることがあります。看護師は、このような高齢者の思いを表面的に捉えるのではなく、その思いへの理解を深めてケアを考えることが必要です。

　以下に、介護老人保健施設に入職して3年目の新任期看護師への教育支援事例を紹介します。

事例

「帰りたい」という思いを抱く高齢者と家族の思いをつなぐケース

　Jさんは80歳代の女性で、6年前にアルツハイマー型認知症と診断され、娘の介護のもと自宅で生活していました。

　認知症の進行に伴う介護負担や、Jさんの夫の持病が悪化し、要介護状態となったのをきっかけに、2カ月前から介護老人保健施設で生活し、特別養護老人ホームへの入居を待っているところです。

　介護老人保健施設入所前は、Jさんは仲のよい夫と小規模多機能施設で過ごす時間を楽しみにしていました。新任期看護師も、そのことを理解してケアを行っていました。

　「お父さんのごはんをつくりに早く家に帰らないと」と懇願する様子のJさんに対して、新任期看護師は「家に帰れないJさんに、なんと返答したらいいでしょう……」と教育支援者に相談をしました。

　また、娘から「母は認知症になって変わってしまって……。私のことも忘れて

いくんですよね」と言われ、話を聞くことしかできなかった自身の関わり方に悩んでいると話しました。

新任期看護師に対するアセスメント結果

1 ▶ 「帰りたい」という思いを抱く背景を理解する必要がある

　新任期看護師は、Jさんの思いを表面的に捉えることなく受け止めようとする姿勢がありましたが、教育支援者は「どのように思いを理解すればいいかわからず悩んでいる」と考えました。そして、Jさんの思いの背景を、認知機能障害による症状や生活史から包括的にアセスメントし、ケアに活かす必要があることを、新任期看護師が理解する必要があると考えました。

2 ▶ 喪失体験からくる苦悩を、ありのまま受け止める姿勢に気づく必要がある

　Jさんは老いていくことや認知症に伴う喪失体験をしている中で、「家族と一緒に居たい」という望みを叶えることが難しい状態にあります。新任期看護師が苦悩をありのままに受け止めて支援するためにも、まず新任期看護師自身が、共感的な姿勢に気づくことが必要であると考えました。

3 ▶ 認知症により変わっていく高齢者をみる家族の思いを受け止めるケアをチームで共有する必要がある

　このケースでは、認知症によって変わっていくJさんをみる娘の思いを受け止め、ケアすることが必要です。また、Jさんと家族の思いをチームで共有して家族のケア行う必要があると考えました。

新任期看護師への教育支援の目標

1)「帰りたい」という思いを抱く背景や要因をアセスメントできる
2) 高齢者の喪失体験を理解し、具体的なケアを見いだすことができる
3) チームで「帰りたい」という思いを抱く高齢者と家族のケアができる

具体的な教育支援方法

● 初めの関わり方

新任期看護師の悩みを受け止め、
高齢者の思いをどのように受け止めているか問いかける

　教育支援者は、新任期看護師がJさんとの関わりから抱いた悩みを聴き、共感

的に関わっているからこそ生じる悩みであると伝えます。そして、Jさんの言葉の背景にある思いをどのように受け止めているか確認しました。新任期看護師の「夫と居たい思いがあるのではないか」という「思い」に関わる言葉を確認し、思いを引き出す関わりとは何かを問いかけます。

● アセスメント

「帰りたい」という思いの背景にある
生活史や価値観を推測して確認することを伝える

　Jさんと夫や家族との関係性や思い出、これまでの人生をどのように過ごしてきたかなどの生活史や、大切にしている価値観についての情報を得て、「帰りたい」という思いの背景を推測して確認することを伝えます。

「帰りたい」という思いに影響する
記憶障害・見当識障害のアセスメントを共に行う

　「帰りたい」という思いには、Jさんの不安や失望が関係していると考えられました。そこで、中核症状を補うケアによって不安を軽減する方法を見いだす必要性を助言します。アセスメントをする際には、記憶障害・見当識障害による影響を確認します。

高齢者と家族の喪失体験から、思いの理解を深められるようにする

　教育支援者は、高齢者と家族の喪失体験の特徴について伝えます。その上で、新任期看護師がJさんと家族の言葉を振り返り、「Jさんの思い」の理解を自分の言葉で語れるよう促します。

● ケアの目標を共有

「帰りたい」という思いをありのまま受け止め、
共感的な姿勢で関わることを共有する

　「帰りたい」という希望が叶うかどうかにかかわらず、思いをありのまま受け止めることを伝えます。そのときには、話題をそらしたり、その場限りの対応をすることなく共感的な姿勢で関わる重要性を共有します。

高齢者本人と認知症によって変わっていく姿をみる家族へのケアを
チームで検討できるようにサポートすることを確認する

　新任期看護師の悩みから振り返りを行うことで、Jさんと家族へのケアを検討する必要性が明らかになったことを確認します。そして、新任期看護師がチームで情報を共有し、試行錯誤しながらケアを検討できるようにサポートすることを確認します。

● 看護実践を通して

カンファレンスを通してチームの一員として
本人と家族へのケアを具体的に検討する方法を示す

まず、教育支援者がカンファレンスを開催し、「Jさんと家族へのケア方法を検討したい」という目的を伝えます。カンファレンスの中で、教育支援者はファシリテーターとなってスタッフそれぞれの思いを引き出すようにします。

その場で、「Jさんにとって帰りたい場所は、夫と暮らした家だったり故郷であったり、変化はするが、安心できる場所で過ごしたいという願いがあるのではないか」と話し合われました。また、スタッフそれぞれが共感的に関わっていたことを確認しました。

そして、Jさんが懐かしい思い出を穏やかな表情で語ったエピソードが共有され、Jさんが家族をいつも想っていること、そのことを家族に伝え、夫や娘と過ごす時間を大切にするケアについてチームで検討します。

この検討の中で、心理・社会的な苦痛への理解だけでなく、Jさんの疲労感など身体的な苦痛に対するアセスメントの必要性を伝えることで、今後の課題も確認します。

本人の日々の様子やチームで検討した具体的なケア内容を
家族に伝える意味を確認する

チームで検討した内容を家族に伝え、面会のお別れのときやJさんの「帰りたい」という思いが強くなるタイミングで、スタッフが家族に代わって対応をすることを伝えます。そのときには、Jさんの日々の様子とチームの関わりを家族へ伝えることの意味を確認します。

最大限の配慮のもと、Jさんと夫が過ごせる時間を整えることを助言する

家族の協力を得て、Jさんの念願であった「夫と一緒に過ごせる時間」をつくります。夫と過ごす前に、Jさんの疲労感が強くならないよう休息をはかり、整容をし、小規模多機能施設での過ごし方の情報を得た上で、それに近い空間を準備することを助言します。

● 実践の評価・振り返り

本人と家族の思いをつなぐ援助者の役割について振り返りを促す

Jさんと夫が一緒に過ごす場面から、Jさんの「帰りたい」という思いの背景に夫婦の関係性や夫の存在の大きさを感じることができました。また、娘は両親が一緒の時間を過ごすことを望んでいながらもそれを叶えられないことに葛藤を抱いていたことがわかりました。

このような場を整えることで、高齢者と家族の思いをつなぐことも看護師の役割であることを振り返るよう促します。

教育支援の結果

以上の具体的な支援を実施した結果、新任期看護師は次のように語りました。

「Jさんのご主人が帰られるときに『離れ離れでも、最期までお互いに心をもとうな』と呼びかける姿がとても印象的でした。娘さんにJさんの様子を伝えると、『母のままで喪われていないんですね』という言葉をもらいました。Jさんと家族のつながりが、それぞれの支えになっていることを知りました」

[教育支援の参考や根拠となる文献]
1) 久米真代, 高山成子, 丸橋佐和子：中等度から重度の痴呆患者が入院環境になじんでいくプロセスに関する研究, 老年看護学, 9 (2), p.124-132, 2005.
2) 久米真代, 高山成子, 西山みどり：認知症高齢者の入所後の適応プロセスー居室開放型施設での適応行動の観察からー, 神戸市看護大学紀要, 14, p.11-20, 2010.

■「帰りたい」という願いの理解を深めるための
　教育支援のポイント

①「帰りたい」という願いを抱く高齢者への関わり方に悩んでいることを受け止めた上で、高齢者の思いに関わる言葉を確認する
②「帰りたい」という願いに関係する視点や背景を理解した上でケアができるようにする
③チームで「帰りたい」という願いを抱く高齢者と家族へのケアを検討し、実践できるようにする

「帰りたい」願いの背景となる要因

　生活している「場」が変わるとき、認知症を有する高齢者は「帰りたい」という思いが強くなることがある。しかし、その思いを言葉でうまく伝えることが認知症を有する高齢者では難しくなる。

　そこで、看護師は「帰りたいという気持ちが、このような表現をさせているのだな」と捉えることが必要である。つまり高齢者の心情に近づこうとする姿勢が大切になってくる。

　この「帰りたい」という思いの背景となる要因を理解するにはどうすればいいだろうか。これは、身体的・精神的・環境的側面から捉えることが必要である。例えば、便秘や発熱、痛みなどがあれば、その身体的不調が関係しているだろうし、なんらかの原因で不安や恐れを感じていれば精神的なものでが影響する。

　さらに、居場所の居心地の悪さや、果たすべき役割がない、施設にいることで家族と会えないという環境的なことが影響していることもある。

　このように、「背景となる要因」に目を向けることで、高齢者がどのような体験をしているのかを知ることにつながる。

　Jさんのように、不安の背景に「家族と暮らしたい」という思いが叶わないでいる"喪失体験"がある場合もある。容易に解決できることではないが、高齢者のそのような思いへの理解を深めようとすることが看護師として重要な姿勢といえよう。

［参考文献］
1）服部英幸編：BPSD初期対応ガイドライン，ライフ・サイエンス，2012.

高齢者の「生活史」を知る

　高齢者の「生活史」とは、これまで生きてきた過去の歴史であり、それは現在、そして未来につながるもので、人生をたどる手がかりとなるものである。

　高齢者の考え方や価値観、行動の選択、物事への理解、人との関係づくりにおいては、この「生活史」の影響が大きい。看護師がケアするに当たって、高齢者の生活史を知ることは「看護の前提」となるだろう。

　特に、認知症を有する高齢者は過去のことだけでなく、現在や未来のことをうまく言葉で表現することが難しい。そのため看護師には、高齢者の気持ちを汲み取る力が求められる。その気持ちを汲み取るとき、認知症を有する高齢者自身から話を聞くことと同時に、家族や高齢者を知る人からも生活史を聞いて、共有することは大変重要である。

　認知症になった高齢者を見て、「過去の記憶が失われ、これまでと変わってしまった」という思いを抱いている家族は少なくない。そのため、家族と認知症を有する高齢者の生活史を家族と共有することは、家族への支援にもつながる大切な関わりとなる。

生活史に関連した研究として、高齢者の個別性を尊重した看護に向けて、高齢者の過去の背景を活かした個々の実践知が明らかにされている[1]。
　この研究の中では
- 過去の職業や背景を把握することで、今を生きる高齢者を理解しやすくなる
- 過去の背景とつながりを推測することで、高齢者に近づくことができて、看護が変わる

といったケアの経験を積むことで、やがて
- 場の制限や理解することへの限界がある中で、高齢者の価値観を尊びながら行うケアのすり合わせに、高齢者の過去の背景を活かす

という、ケア技術の広がりをもたらす実践的知識の獲得につながることが示されている。

[参考文献]
1) 小笠原真理,谷本真理子,正木治恵:高齢者の過去の背景を活かした看護を通して得た実践的知識,千葉看護学会誌,16(1),p.53-60,2010.

Theme 4

心身の変化を早期に捉えたケア

　高齢者は加齢に伴う身体のさまざまな機能変化によって予備能力が低下しているため、疾患にかかりやすく、しかも発見したときには重篤化していたり、何かのきっかけで急変する可能性が少なくありません。

　そこで、看護師が急変に備えるためには、高齢者の加齢による変化を正しく理解し、高齢者1人ひとりの個別性を考慮し、予測される症状をアセスメントすることが重要です。慎重な観察と細やかなケアによって、高齢者の苦痛を軽減し、安楽に過ごせるようにしていくことが看護師の役割といえるでしょう。

　高齢者ケア施設の中でも「特別養護老人ホーム」や「グループホーム」などでは、医師が常駐していないことが多いため、急変対応においては看護師の的確な判断が求められます。

　高齢者本人をはじめ、家族や介護職などの他職種からの看護師への判断力・対応力への期待は大きいものです。しかし、高齢者ケア施設の看護師は急変に遭遇する機会が少ないため、高齢者の心身の変化に遭遇したときの新任期看護師の緊急性の判断力・対応力をいかに育成するかは大きな課題です。

　高齢者の疾病の特徴としては、①典型的な症状が非典型的な症状として表れる、②重症化していても症状として表れにくい、③自覚症状の訴えが乏しい、などが挙げられます。

　例えば、高齢者が肺炎を患ったときには、発熱・咳・痰・息苦しさなどの典型的な症状は見られず、自発性・食欲の低下などの非典型的な症状のみのときがあります。

　また、認知症を有する人の多くは、自分で症状をはっきりと伝えることは困難なため、看護師や介護職などの気づきが高齢者の心身の変化を捉える上でのポイントとなります。

　高齢者ケア施設で勤務する経験年数の少ない新任期看護師は「急変対応への不安は大きい」と考えられ、教育支援を行う上では新任期看護師の気持ちに配慮していくことが重要です。

　ここでは、高齢者の心身の変化を早期に予測した援助を行うための教育支援方法について紹介します。新任期看護師の看護実践能力を、教育支援者がどのように育てることができるかを考えていきます。

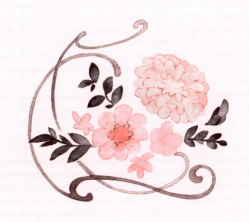

Theme 4 ● 心身の変化を早期に捉えたケア［低血糖］

① 見逃されやすい「低血糖」をアセスメントして早期に対応する

　ここでは、高齢者の「低血糖」を予測し、アセスメントする看護実践能力を修得するために、新任期看護師をどのように支援していくかを考えます。

　高齢者ケア施設では、新任期看護師が急変への対応を経験することが少ないまま、初めての夜勤を迎えることも少なくありません。よって、1つひとつの急変に対応したときの経験が貴重な学びとなるように支援することが重要です。そのために、教育支援者は新任期看護師が経験したことを共に振り返りながら、急変を予測し、的確な対応ができる看護実践能力を育てる必要があります。

　以下に、初めて夜勤を迎える入職して6カ月目の新任期看護師への教育支援事例を紹介します。

事例　「低血糖」を見逃しそうになったケース

　Kさんは90歳代の女性で、アルツハイマー型認知症の診断を受けています。現在は療養型医療施設に入院中です。以前より、「苦しい」と繰り返し訴え続けることがありましたが、身体所見上の異常はありませんでした。

　Kさんには「精神的に穏やかに過ごせるように」と、抗精神病薬クエチアピンの内服が処方されました。しかし、それにより血糖値が上昇したことから「薬剤性の糖尿病」と診断され、経口血糖降下薬シタグリプチンを内服していました。

　数日前より、Kさんは発熱・嘔吐の症状があったため絶飲食となり、薬の内服を中止し、脱水予防のための輸液と抗生剤治療が開始されました。新任期看護師は、昼食後にKさんを観察し、「いつもに比べて閉眼していることが多く、起き上がる動作がない」と感じていましたが、様子をみていました。

　夕方になり、新任期看護師がKさんに声をかけたところ、反応が乏しかったため、肩をゆすりながら再度呼びかけました。Kさんは生あくびを4、5回し、身体も冷たくなっていました。そこで、バイタルサインを測定しましたが、いつもと変

わりはありません。新任期看護師は「何かおかしい」と思い、教育支援者にすぐに報告しました。

　教育支援者が「血糖値は測ってみた？」と質問して、新任期看護師が血糖値を測定したところ 63mg/dL と 70mg/dL 以下だったため、K さんが「低血糖」を起こしていたことがわかりました。

新任期看護師に対するアセスメント結果

1 ▶ 「低血糖」の典型的な症状を理解していたか確認する必要がある

　新任期看護師は K さんがいつもの状態と違うことには気づいていましたが、それが低血糖の症状と予測できていませんでした。

　教育支援者は「典型的な低血糖の症状を理解できているのか」「病歴を踏まえたアセスメントができていたのか」を振り返る必要があると考えました。

2 ▶ 高齢者の急変の特徴を理解し、起こりうるリスクをアセスメントする力を強化する必要がある

　高齢者の急変は典型的な症状が出現せず、自覚症状の訴えも乏しいことを理解する必要がありました。「K さんの病歴から起こりうる状態を予測し、アセスメントできることが必要」と考えました。

3 ▶ 急変に気づき、早期に対応していくために、介護職との情報共有の重要性を理解する必要がある

　高齢者の異常を早期発見するためには、「日常生活援助を行う介護職との連携が必要」と、看護師が理解しておくことが重要です。

　K さんの急変を早期に判断し、対応していくために、日頃より、介護職と情報共有しながら、どのような状態であれば看護師へ報告してほしいかを介護職に伝える重要性を、新任期看護師と確認する必要があると考えました。

新任期看護師への教育支援の目標

1）低血糖発作の経過を振り返り、症状を理解できる
2）基礎疾患から急変の可能性を予測し、フィジカルアセスメントができるようになる
3）先入観で高齢者を観察することの危険性を自覚し、高齢者は典型的な症状が出にくいことを理解できる
4）日頃から、予測される症状を介護職と情報共有し、急変時の具体的な対応方

法を実践できる

具体的な教育支援方法

● 初めの関わり方
高齢者の状態をどのようにアセスメントしていたのか、実践の振り返りを促す

　新任期看護師に、Kさんにはどのような症状が出ていたのか、またどのようなことが起きていると考えていたのか、新任期看護師の話を否定することなく聴き、実践の振り返りを促します。

● アセスメント
高齢者の病態像の整理を促し、起こりうるリスクを予測して
アセスメントができるよう助言する

　Kさんには基礎疾患に糖尿病があったのか、何が原因で糖尿病になったと考えられるのか、現在内服している薬、現在の状態等を共に確認しながら、新任期看護師がアセスメントできるよう助言します。また、Kさんの病態像を整理するように提案し、今後どうなっていくかを予測できるように、起こりうる症状は何かが具体的に理解できるまで質問や助言を行います。

意識レベルの低下がみられたとき、予測される症状や疾患、
典型的な低血糖発作の症状について、新任期看護師と共に再確認する

　Kさんの状態について、「なぜそのように考えたのか」「特にどのようなことに注意して観察する必要があったのか」などを質問します。そして、低血糖時には空腹や発汗などの自律神経症状、せん妄や眠気などの中枢神経症状があることを再確認します。また、脱水や脳梗塞など、意識障害を起こす疾患についてどのようなことを観察したらよいのかを一緒に確認します。

先入観で観察することの危険性を助言し、
高齢者は典型的な症状が出にくいことを確認する

　普段から「苦しい」という訴えが多いKさんに対し、それを「いつもの状態」と捉えることなく、常に症状を十分にアセスメントする必要があることを助言します。そして、認知症を有する高齢者の言動をどのように受け止めていたのかの振り返りを促します。また、高齢者は典型的な症状が出ないことが多いため、何らかの訴えがあったときは、それが重篤な疾患の前駆症状であることを念頭に置き、十分に症状を観察する必要があることを伝えます。

● **急変を予測した対応に向けて**

今後起こりうる低血糖症状の観察について介護職と情報共有する必要性を助言し、具体的な情報共有の方法をモデルとして示す

　異常の早期発見のため、日常生活援助を行う介護職と日々のKさんの状態を情報共有しておく必要性、いつもと違う様子があればすぐに看護師に連絡してもらうよう事前に連携を取っておくことの重要性を伝えます。そして、今回のKさんの経過を振り返りながら、介護職に、冷汗・気分不良・生あくび・ボーッとしているような状態は「低血糖」のサインであることをわかりやすく伝えます。

教育支援の結果

　以上の具体的な支援を実施した結果、新任期看護師は次のように語りました。

　「いつもと様子が違うとは思っていたけれど、バイタルサインはいつもと変わらなかったので様子をみていました。絶飲食となったことや薬剤性の糖尿病の原因となったクエチアピンを内服していないことから低血糖発作が起こる可能性があることを結びつけて考えられていませんでした。これからは予測される病態を考えながらアセスメントしていきたいと思います。夜勤を始める前に振り返りができてよかったです」

[教育支援の参考や根拠となる文献]
1) 福田和美, 渡邊智子：介護老人保健施設の看護師が経験している入所者の急変とその対応, 日本看護医療学会雑誌, 12（2）, p.44-54, 2010.
2) 藤野あゆみ, 百瀬由美子, 松岡広子, 天木伸子, 横矢ゆかり：介護老人保健施設で急変した高齢者に対する看護師の判断プロセス, 日本看護福祉学会誌, 16（2）, p.151-163, 2011.

■ **低血糖をアセスメントするための教育支援のポイント**

①新任期看護師がどのようにアセスメントしたのか共に振り返る
②高齢者の急変の特徴を踏まえ、基礎疾患や病歴から予測される症状や疾患をアセスメントできるよう助言する
③異常の早期発見・対応に向け、介護職と連携する具体的な方法のモデルを示す

NOTE

高齢者の糖尿病の特徴

　井藤によると、糖尿病の高齢者は、糖尿病に加え、老化という要素が加わることにより、高齢者に特有な種々の機能障害(老年症候群)を持つ例が多くなる。
　高齢者の糖尿病の特徴として、下記が挙げられる。
①口渇、多飲などの高血糖症状が出にくい
②食後高血糖が顕著となる例が多い
③糖尿病細小血管症の合併頻度が高い
④大血管症(動脈硬化性血管障害)の合併頻度が高い
⑤低血糖を起こしやすく、低血糖時非典型的症状を呈する例が少なくない
⑥フレイル、サルコペニア、ADL低下、認知症、尿失禁、低栄養、難聴・視力低下などの感覚器機能障害などの老年症候群の合併頻度が高い
⑦他疾患の合併頻度が高い
⑧腎機能が低下している例が多く、有害事象の発症頻度が高い
⑨余命が短い
⑩多彩な職種によるチーム医療が必要な例が多い

[参考文献]
1)井藤英喜:高齢者の糖尿病の特徴,臨床栄養,130(7),p.1020-1025,2017.

低血糖の典型的症状と高齢者の低血糖の特徴

　血糖値は常に70mg/dLを下回らないように維持されている。低血糖症状は、低血糖時に分泌されるカテコラミンによる自律神経症状と、グルコース欠乏による中枢神経症状の大きく2つに分類される。通常、中枢神経症状が現れる前に、前駆症状(警告症状)として自律神経症状がみられる。
　自律神経症状の自覚症状としては、不安・神経質・心悸亢進・顔面蒼白・冷や汗、他覚症状としては、低体温・振戦・頻脈・高血圧・瞳孔拡大が挙げられる。これらの症状には個人差が大きく、また血糖値の落差による影響が大きいことから、血糖値が70mg/dLでも症状が現れることがある。
　通常、血糖値が50mg/dL以下になると中枢神経症状が現れ始める。自覚症状としては、頭痛・一過性複視・空腹感・嘔気・倦怠感・眠気、他覚症状としては、意識障害・錯乱・奇異行動・発語困難・興奮・せん妄・嘔吐・傾眠・眼振・昏睡、徐脈などである。
　しかし、高齢者の低血糖は、発汗・動悸・手の震えなどの症状が減弱するため、低血糖の自覚がないまま昏睡に至る例もある。
　一方、高齢者の低血糖では、神経糖欠乏症状といわれる「頭がくらくらする」「体がふらふらする」「動作がぎこちない」「めまい」「脱力感」「目のかすみ」など非典型的な症状を呈することが多い。そして、「記憶障害」「注意力障害」などの認知機能障害、「せん妄」「錯乱」「意欲低下」などの精神症状を来すことがあるこ

とから認知症など他の疾患、他症状との鑑別が重要となる。

[参考文献]
1) 荒木厚，井藤英喜：高齢者糖尿病診療ガイドライン2017を踏まえた治療の要点と展望，日本老年医学会雑誌，55（1），p.1-12, 2017.
2) 島津章：低血糖性昏睡，日本内科学雑誌，105（4），p.683-689, 2016.

薬剤性の高血糖に注意する

　糖尿病の成因は多岐にわたるが、多くの薬剤が高血糖を誘発するリスクをもっている。高血糖を誘発する薬剤としてよく知られるのは、副腎皮質ステロイド薬である。膠原病や喘息発作などのアレルギー疾患や炎症性疾患への抗炎症効果のために使用されることが多い。

　また、インスリン抵抗性を増加させることから、オランザピンやフマル酸クエチアピンなどの抗精神病薬も高血糖を誘発することがある。糖尿病の既往がある患者には禁忌となる薬剤である。

　その他、高血糖を誘発するリスクがある薬剤としては、サイアザイド系利尿薬、ループ利尿薬、β遮断薬、抗癌薬や分子標的薬の中の一部などがある。

　これらの薬剤を内服している高齢者は多いため、看護師は血糖値の上昇に注意すること、高血糖の原因が薬剤だと判明した場合には、薬剤使用のメリットとデメリットのバランスを考えて、服用を中止、もしくは継続するかを医師と相談する必要がある。

[参考文献]
1) 山本剛史，平野勉：薬剤性高血糖，昭和学士会誌，75（4），p.426-431, 2015.

高齢者の意識障害と「せん妄」

　「低血糖」の症状でもある意識障害だが、高齢者の意識障害の主な原因は、「脳疾患」「全身疾患」「薬物」の3つに分類される。

　「脳疾患」としては、脳卒中・脳腫瘍・てんかん発作・頭部外傷など、「全身疾患」としては、感染症・電解質異常・低血糖・高血糖・肝性昏睡などの代謝性疾患が挙げられる。したがって、意識障害がみられた場合、まず頭部に原因があるのか、それ以外に原因があるのかを判断することが重要となる。そのためには、バイタルサインの測定、血糖値の測定、全身状態の観察が必須である。

　意識障害の具体的な状態は、「せん妄」「朦朧状態」「夢幻状態」などと呼ばれることが多い。高齢者では特にせん妄の理解が重要である。

　せん妄とは、軽い意識障害のため精神活動の中身が変容した状態をさす。注意が散漫で、ついさっき話したこともすぐに忘れてしまうなど、一見すると認知症とよく似た症状を示すため、鑑別が困難な場合がある。せん妄の特徴は、軽い意識障害を伴い、急激に発症することである。

そして、身体症状や意識障害の改善に伴い、脳機能は元に戻ることが一般的である。また、せん妄は、その病態から考えると、意識レベル低下時と回復の途上に発生しやすい。一見落ち着いているように見えても、意識レベルの低下が重度であれば、生命の危機に瀕する身体症状の悪化が潜んでいる危険な状態ともいえる。よって、せん妄がみられた場合、身体症状の悪化を予測し、まずバイタルサインの確認を行い、身体の異常を早期に発見する必要がある。

[参考文献]
1）鈴木みずえ編：急性期病院で治療を受ける認知症高齢者のケア，日本看護協会出版会，2013.

Theme 4 ● 心身の変化を早期に捉えたケア［イレウス］

② 疾患を予測して異常の早期発見と対応につなぐ

　ここでは、高齢者の嘔吐から疾患を予測し、異常の早期発見と対応につなぐ看護実践能力を修得するために、新任期看護師をどのように支援していくかを考えます。

　高齢者の場合、緊急性の高い疾患であっても、典型的な症状が表れないことがあり、緊急性を判断したり、疾患を予測したりすることが難しいケースがあります。

　以下に、特別養護老人ホームに入職して1年目の新任期看護師への教育支援事例を紹介します。

事例

症状をアセスメントして適切な対応ができるように支援したケース

　Mさんは90歳代の女性で、特別養護老人ホームに入居しています。認知症のため日常生活全般に介助が必要でした。また、円背があり、食事をするときには、姿勢を保持するためのケアが必要な状況でした。

　Mさんは、何度も同じ質問をしたり、繰り返し同じ話をするなどの「短期記憶障害」がありましたが、自分の意思ははっきり伝えることができていました。要介護4で、既往歴に「逆流性食道炎」がありましたが、特にそれに関する症状はみられていませんでした。

　ある日、食後しばらく居室のベッドで休んでいたMさんの居室を新任期看護師が訪室しました。するとMさんは「気分が悪い」と言い、ベッド上で嘔吐し、さらに腹部を押さえながら痛みを訴えていました。

　新任期看護師はMさんが誤嚥しないように姿勢を整え、Mさんが嘔吐したことと、バイタルサイン（体温・血圧・脈拍）を、教育支援者に報告しました。しかし、この後に何をどのようにアセスメントし、どう対応すればよいかわからずにいました。また、新任期看護師は教育支援者に「入居者さんの急変に対応していく自

信がない」と打ち明けました。

新任期看護師に対するアセスメント結果

1 ▶ 急変時の対応に自信が持てず、不安を感じている

　新任期看護師は、高齢者の急変に不安を感じ、対応する自信が持てない状況にありました。そのため、教育支援者は、新任期看護師が自信を持って急変に対応していくために、不足している知識・技術の内容を明らかにし、その修得に向き合えるように支援する必要があると考えました。

2 ▶ 疾患の予測や、緊急性を判断するためのフィジカルアセスメント能力が不足している

　新任期看護師は嘔吐に気づいてバイタルサインの測定を行い、誤嚥予防のための対応をし、報告をすることはできていました。しかし、疾患を予測し、病状の緊急性を判断するためのフィジカルアセスメントをどのように進めればよいのかについては理解できていませんでした。

3 ▶ 高齢者は典型的な症状が表れにくいことを理解して、緊急性を判断する必要がある

　教育支援者は、新任期看護師が「高齢者は典型的な症状が表れにくいこと」を理解した上で、Mさんの症状から緊急性をアセスメントできるように支援する必要があると考えました。

4 ▶ 的確なアセスメントが苦痛の軽減につながることを理解する必要がある

　教育支援者は、Mさんに起こっている症状を的確にアセスメントして早期受診につなげることで、Mさんの苦痛を軽減できること、そのために介護職と連携して看護職の役割を果たすにはどうすればよいかを、新任期看護師が理解できるように支援する必要があると考えました。

新任期看護師への教育支援の目標

1）自信のない気持ちを表出し、自分に必要な知識・技術の修得に向き合うことができる
2）高齢者は典型的な症状が表れにくいことを理解した上で、嘔吐が起こりやすい緊急性の高い疾患を推測するためのフィジカルアセスメントを行うことができる
3）介護職との連携の重要性を理解し、意識的に必要な情報を介護職と共有する

ことができる
4）本人・家族、主治医に的確かつスピーディーに状況説明ができ、調整の役割を担うことができる

具体的な教育支援方法

● 初めの関わり方

新任期看護師の自信のない気持ちを受け止め、
不足している知識・技術の内容を確認する

　新任期看護師から「自信がない」という発言があり、教育支援者はそれを受け止め、思いを具体的に尋ねました。すると新任期看護師は、アセスメントに自信がなく1人で対処できない不安を抱えていることがわかりました。そこで、「自信が持てないのはどの部分なのか」を明らかにし、今後の急変に向き合えるよう必要な知識・技術の修得をめざします。

● アセスメント

普段行っているフィジカルアセスメントを意識できるよう問いかけ、
一緒に取り組む姿勢を伝える

　教育支援者は「普段のバイタルサインと今のバイタルサインの違いは？」「嘔吐から考えられることは何か？」「他の観察点は？」と問いかけ、普段行っているフィジカルアセスメントを意識できるようにします。

高齢者の反応の表れにくさを踏まえて、
緊急性の高さを判断する必要があることを伝え、観察をそばで見守る

　教育支援者は、まず、「高齢者は予備能力の低下から、症状が表れにくく重症化しやすいこと」を伝えます。その上で、「緊急性の高い状態であるのか」「経過観察するのか」どうかをアセスメントしなければならないことを伝えます。さらに、ショックの兆候について問いかけ、新任期看護師が声をかけたときのMさんの反応、冷汗、脈拍の微弱さ、呼吸促迫、チアノーゼの有無などを観察し、アセスメントできるようにそばで見守ります。

嘔吐の原因を予測しながら「イレウス」の可能性を考慮しつつ、
緊急性の高い疾患を優先的に判断できるよう、アセスメントを共に行う

　緊急性の高い疾患として、「イレウス」「心筋梗塞」「脳出血」「脳梗塞」の観察を行うことを助言します。また、それぞれの疾患について典型的な症状と、高齢者に表れやすい非典型的な症状を提示し、観察します。

その他にも視診（吐物の性状、表情、体位、かばう姿勢、腹部の膨満感、左右の対称性）、聴診（腸蠕動音）、触診（圧痛、反跳痛、筋性防御）の順で新任期看護師と共に観察し、アセスメントを共に行います。

嘔気・嘔吐を伴う現病歴、既往歴、内服薬を確認するように助言する

嘔気・嘔吐を伴う現病歴・既往歴（胃潰瘍・十二指腸潰瘍、膵炎、心不全、狭心症、心筋梗塞）、内服薬をチェックするように助言します。

対象者の訴えから嘔吐の随伴症状や関連する要因を捉えるように助言する

血圧の変動、徐脈、頻脈、顔面蒼白、冷や汗、脱力感、呼吸促拍、唾液分泌亢進、活気、吐物を誤嚥していないか呼吸音を聴取すること、食事時間との関連性を確認して捉えるように助言します。

介護職から高齢者の日常生活の様子を情報収集しておくことが異常の早期発見につながることを助言する

高齢者は自覚症状が乏しくなることがあるので、「いつもと違う」という感覚を大切にして異常を早期に発見する必要があります。そのためには日々ケアをしている介護職から、Mさんの日常の過ごし方、食事摂取量、排泄、着替え、内服の状況など、生活の様子について情報収集することが大切であると助言します。

適切な受診のタイミングをはかれるよう、症状の経過を観察することを助言する

新任期看護師に、重症化を判断する視点と観察のタイミングを質問し、共に確認しながら必要なフィジカルアセスメントの項目を確認します。

皮膚・口唇・口腔内の乾燥、口渇、尿量から嘔吐に伴う脱水の症状を見ること、嘔吐の回数・性状・量、尿量の減少、血圧の低下、徐脈、頻脈、顔面蒼白、冷や汗、脱力感、活気の低下を観察して症状が進行していないか、重症化に至っていないかを判断することを助言します。

重症化を判断するために、症状の経過の観察を最初は30分以内に行い、その後は1時間ごとに行うなど、具体的に方法を伝えます。

そして、高齢者の急変時の対応方法について、事前に本人や家族と話し合われた意向も踏まえながら「受診の判断」を慎重に行う必要性があることを伝えます。

● 看護実践を通して

高齢者が納得して受診ができるように、わかりやすく説明することを助言する

Mさんは、短期記憶障害があるものの自分の意思をしっかり伝えることができます。Mさんに対して、今、起こっている症状から考えられる疾患をわかりやすく説明し、受診の提案をすることで、本人が納得して受診への準備ができるようにすることを助言します。

主治医や家族に高齢者の状況についてアセスメントした結果を
わかりやすく説明し、受診につなげる場面を見てもらう

　嘔吐の状況や排便、腸蠕動音とバイタルサインなどから「イレウスの可能性がある」とアセスメントしていることを主治医に報告し、病院受診の必要性を相談します。その上で、アセスメントした結果と主治医の判断を家族にもわかりやすく説明し、病院受診を勧める場面を見てもらいます。

家族の気持ちを確認し、看護師が受診に同行することで、
家族の安心につながることを助言する

　家族がMさんの症状や今後の状態を心配する気持ちを聞き、看護師が受診に同行することで家族の安心につながることを助言します。

受診の準備と医療機関との連携の場面をモデルとして示す

　教育支援者は、医療機関に連絡し、受け入れ可能かどうか確認します。そして施設内の緊急受診時のマニュアルに沿って、カルテや内服薬など受診に必要なものを準備し、受診に同行します。受診時には、医療機関の診察医に経過と症状を報告し、適切な診断につなぐ役割を示します。

　診断の結果、Mさんはイレウスで緊急入院となったため、入院に際して施設での経過と生活状況について看護サマリーを基に医療機関の看護師に申し送りを行います。新任期看護師に、これらの一連の場面を見てもらうことで、教育支援者はモデルを示します。

教育支援の結果

　以上の具体的な支援を実施した結果、新任期看護師は次のように語りました。
　「緊急性の判断や重大な疾患を見逃さないことがとても重要だと実感しました。嘔吐の原因と考えられる疾患はたくさんあるので予測することは難しいですが、意図的に観察したり、正しく身体診査（フィジカルイグザミネーション）を行うことで状態を判断できることがわかりました。これからは、実践を積み重ねて少しでも自信をもって判断できるようになりたいです」

[教育支援の参考や根拠となる文献]
1) 岩田充永：JJNスペシャル高齢者救急―急変予防＆対応ガイドマップ―，医学書院，p.54-59，2010.
2) 日本看護協会編：介護施設の看護実践ガイド，医学書院，2015.
3) 福田和美，渡邉智子：介護老人保健施設の看護師が経験している入所者の急変とその対応，日本看護医療学会雑誌，12（2），p.44-54，2010.
4) 藤野あゆみ，百瀬由美子，松岡広子，天木伸子，横矢ゆかり：介護老人保健施設で急変した高齢者に対する看護師の判断プロセス，日本看護福祉学会誌，16（2），p.151-163，2011.

■ **疾患を予測し、異常の早期発見と対応に
つなぐための教育支援のポイント**

①新任期看護師が何に自信をもてていないのかを確認する

②高齢者の特徴を踏まえながら、予測される疾患や緊急性の判断ができるように、観察やアセスメントを共に行い、実践に向けて助言する

③急変時の対応について、一連の場面をモデルとして教育支援者が示すことで、新任期看護師が実践的に学べる機会をつくる

腹痛の原因をアセスメントする

　腹痛は日常的によくみられる症状で、腹腔内にあるあらゆる臓器の変化で起こる。その要因となる疾患も実にさまざまである。高齢者の場合、訴えが明確でない場合も多く、症状を把握しにくいため、「何が原因で腹痛を起こしているのか」「緊急性があるかどうか」を判断する際に困ることが多い。

　悪性腫瘍を除く腹痛の要因になる疾患を、痛みの発生する部位からみると、
・心窩部に痛みがみられる「胃潰瘍・十二指腸潰瘍」
・心窩部から右上腹部にかけての痛みがみられる「胆石症・胆のう炎・胆管炎」
・心窩部から左上腹部にかけての痛みがみられる「急性膵炎」
・側腹部や背部から下腹部にかけて痛みがみられる「尿路結石」
などがある。

　心筋梗塞や狭心症は、胸痛以外に「放散痛」として心窩部や背部、顎や左上腕に痛みがみられることがあるので注意が必要である。

　急性心筋梗塞や大動脈瘤破裂、腸間膜虚血、消化管穿孔、腸閉塞などの重篤な疾患を見逃さないために、腹痛の訴えがあったときには、バイタルサインや意識状態のチェックのほかに、必ず「腹部の触診」を行い、痛みの強い部位はどこか、腹部の張りや腹壁の緊張がないかを調べる。次に聴診で腸蠕動音も確認する。

　「OPQRST問診」を用いて痛みの評価を行うと、「緊急性を伴う腹痛」を見極めることにつながる。
・O［onset］発生様式：「急に？」「過去にもあった？」
・P［palliative／provocative］憎悪・寛解因子：「食事」「排便」「排尿」「体動」の前後で痛みに変化があるか、「呼吸」「体位」によって変化があるか？
・Q［quality／quantity］性状：「どんなふうに痛むか？」
・R［region／radiation］場所・放散：「どこが痛むか？」
・S［severity／associated symptom］随伴症状：「吐き気・嘔吐」「冷汗」「血便・黒色便」「便が細い」「体重減少」「ガスが出ない」などないか？
・T［time corse］時間：「いつからか？」「どんどん痛みが強くなっているか？」「はっきりした痛みに変化しているか？」)

　この他にも、高齢者の「既往歴」から腹痛につながる要因を確認しておくことも重要である。

［参考文献］
1）家研也：在宅で出会う「なんとなく変」への対応法，医学書院，p.41-49，2017.
2）山本隆一：高齢者の急変で医師・救急車を呼ぶ判断，日総研出版，p.148-159，2005.

胸部・腹部症状に関わる
「典型的症状」と「非典型的症状」

　イレウスは、嘔吐、腹痛、腹部膨満感、排便や排ガスの停止などの典型的症状

がそろっていれば比較的容易に判断できる。しかし高齢者の場合、必ずしもこれらの症状が現れるとは限らず、また認知症がある場合は、本人が訴えることも難しい。

例えば、嘔吐が一度きりで、嘔気や腹痛も持続せず、腹部膨満も、便秘もなく、腸蠕動音も聴取可能なケースで、念のため受診したところイレウスの診断を受けるということも珍しくない。

一方、心筋梗塞の典型的な症状として、胸痛、放散痛、不整脈、冷汗があるが高齢者の場合、非典型的症状として、倦怠感、気分不良・活気がないなどの症状がみられる。これは痛みに対する感覚が低下することからと考えられる。

加齢に伴って自律神経系の機能が低下し、生体に緊急事態が発生していてもカテコラミンの放出やカテコラミンに対する感受性が低下するため、疼痛閾値が上昇し、痛みを感じにくくなる。

このため、急性冠症候群（ACS：Acute Coronary Syndrome）や急性腹症（消化管穿孔・虫垂炎穿孔）など、重篤で緊急性の高い疾病に罹患していても、高齢者は若年者に比べて痛みの訴えが軽度で、「いつもより元気がない」「何か様子がおかしい」など、非常に漠然とした訴えでの救急受診となりやすく、誤診や診断遅れの原因となることがある。

このように高齢者は、認知機能の低下、疼痛閾値の上昇などから身体所見も典型的ではなく、急性病態を見逃されやすく、受診が遅れがちである。

高齢者は、いったん急性病態を起こしてしまうと全身の予備能力が低いため重症化することが多い。そのため、看護師は介護職と連携し、わずかな異常も早期に発見し、起こる可能性がある疾患をできるだけ予測して、正しい判断やその後の対応に活かしていく必要がある。

[参考文献]
1) 内堀健一郎, 鈴木彰二, 太田祥一：高齢者の腹痛, 内科, 118, p.783-788, 2016.
2) 日本老年医学会編：老年医学系統講義テキスト, 西村書店, 2013.

Theme 5

安寧で安楽な看取りに向けたケア

　超高齢多死社会を迎える日本では、看取りの場を「病院」から「施設・在宅」へと拡大する整備が進められています。高齢者が望む場所で最期を迎えることも重要ですが、どこであっても、その人らしく生き終えられることが社会には求められており、その実現において「看取り」に関わる専門職の人材育成が課題です。

　看護師には、高齢者その人の生活を支える役割があり、その延長線に「看取りのケア」があります。高齢者が人生において大切にしてきたことへの理解を深めるには、Quality of Life（QOL）の視点が重要です。QOLは「生活・人生の質」と訳され、人それぞれ違う主観的な概念です。身体・精神・社会・スピリチュアルな面から高齢者を捉えることで、「何を大切に、いま何を感じているのか」などの理解を深め、それを基にケアを見直し続けることができます。

　このように、高齢者が最期まで心地よさを感じるケアを追究し、望みに応えようとする態度を「ケアリング」と言います。ケアリングを基盤とした緩和ケアは、高齢者が最期まで生き抜く力を実感する経験となります。

　また、看護師には、高齢者と家族、看取りに関わる人たちと、死をタブー視することなく、望む最期について話し合い、その実現に向けて調整する役割もあります。高齢者と家族の思いを確認し、望みを1つでも多くかなえることをめざして関わることが求められます。その中で"いよいよ最期のとき"の身体的変化の徴候を見極め、家族が理解できるよう丁寧に伝え、最期の場を調整することも必要です。

　そして、生活援助を担う介護職が「看取りのケア」に積極的に関われるかどうかが、ケアの質を左右します。高齢者と家族を大切に思う気持ちを込め、丁寧にケアすることこそが、質の高い「看取り」につながります。チームで「看取りのケア」を検討し、看取り後にケアを振り返るカンファレンスも必要です。そういったチームの中で、新任期看護師は高齢者と家族への思いを大切に、時に揺らぐ感情と向き合い、ケアの力を高めていきます。

　ここでは、高齢者への思いを認め合うチームの関係性を基盤に、新任期看護師が「安寧で安楽な看取りに向けたケア」の力を育てる教育支援を示します。

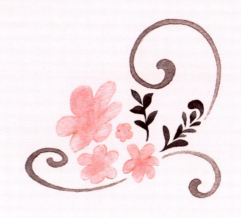

Theme 5 ● 安楽で安寧な看取りに向けたケア［看取りケアプラン］

❶ 死と向き合う家族の不安を受け止め、意向を尊重した看取りを実現する

　ここでは、90歳代の義父を施設で看取る意向を示した家族に提示するための「看取りケアプラン」を作成した新任期看護師が、「家族に見てもらう前に内容を確認したい」と相談に来たことに対する教育支援を考えていきます。

　超高齢になると、余命の予測が困難になるため、急変時や看取りに向けた意思・意向を、あらかじめ本人や家族と確認し、チームで共有しておく必要があります。その中で「看取りケアプラン」を作成するのは看護師の役割です。

　以下に、介護老人保健施設に入職して2年目の新任期看護師への教育支援事例を紹介します。

事例　「看取りケアプラン」を初めて作成した新任期看護師のケース

　Nさん、90歳代男性。妻、長男はすでに他界しており、妻の他界後、介護老人保健施設に入所しました。主介護者は長男の嫁で、週に2、3回面会があり、持参したおやつを一緒に食べるなどして過ごしています。最近、食事を残すことが多くなってきたため、看護師より家族に細目に経過報告を行っていました。また、Nさんが超高齢で、余命の予測が難しいことから、急変時の対応と終末期の過ごし方に関する家族の意向を確認するために話し合いの場を設けることにしました。会議には、医師・看護師・管理栄養士・ケアマネジャー・支援相談員が同席し、その場でNさんの家族は、積極的な治療は望まず、介護老人保健施設での看取りを希望しました。

　家族からNさんの老健での看取りの意向が確認されて間もなく、受け持ち看護師である新任期看護師が教育支援者の助言のもと、各部門の担当者と共に「看取りケアプラン」を作成しました。この「看取りケアプラン」は後日、サービス担当者会議において、Nさんの家族に説明されるため、新任期看護師と教育支援者も同席する予定になっています。

「看取りケアプラン」を家族に説明するに当たり、「事前に理解しておく必要がある内容をしっかり確認しておきたいので、相談にのってほしい」と、新任期看護師より教育支援者に申し出がありました。

新任期看護師に対するアセスメント結果

1 ▶「看取りケアプラン」の説明の場における看護師の役割を理解する必要がある
　教育支援者は、サービス担当者会議上で「看取りケアプラン」の説明が新任期看護師にとって初めての経験であることを考え、「Nさんと家族の意向に沿った看取りケアが実施されるためには、説明の場において、新任期看護師が看護師の役割を理解しておく必要がある」と考えました。

新任期看護師への教育支援の目標

1)「看取りケアプラン」の説明の場における看護師の役割を理解することができる
2)「看取りケアプラン」の説明の場に参加する目的（家族に何を伝え、何を聞くのか）を新任期看護師に確認し、目標を設定する。死を見据えたケアに関わる心構えとともに、設定した目標が達成できるように助言を行う
3)「看取りケアプラン」の説明の場では、今後予測される経過や、チームで行う看取りケアを丁寧に話し合い、それらの関わりにより家族の不安を軽減することが理解できる
4) チームでの情報共有、ケアの検討・継続により本人・家族の意向に沿った看取りが実現されることが理解できる

具体的な教育支援方法

● 初めの関わり方

「看取りケアプラン」を説明する場で家族に何を伝えたいのかを確認し、
サービス担当者会議に参加することの目標を新任期看護師と共に設定する

　新任期看護師がサービス担当者会議に出席するに当たり、「事前に理解しておく必要がある内容を確認したい」と申し出たことに関して、受け持ち看護師として対象者とその家族に向き合おうとしている姿勢を認めます。
　家族への説明に先立ち、新任期看護師が立案した「看取りケアプラン」からNさんの身体状態や思いの理解、また立案したケアプランの根拠を1つひとつ質問

しながら確認します。そして、サービス担当者会議では家族に何を伝え、何を確認したいと考えているかの確認もします。その中で「看取りケアプラン」を説明する場に参加することの目標を新任期看護師とともに設定します。

● **アセスメント**

入所時から死を見据え、どのような最期を迎えたいのか、
「死」の話題を避けることなく話し合うことの重要性を伝える

　「死を見据えたケア」は身体の変調などをきっかけに始めるのではなく、施設に入所した時点から、死を意識しつつ、よりよく生きるためのケアを提供する必要があります。普段からNさんや家族とコミュニケーションをとり、信頼関係を築いた上でどのような最期を迎えたいか話をする機会を意図的につくり、情報を得る重要性を助言します。「死」についての話は避けたくなりがちですが、本人・家族にとっての心残りのない看取りに備え、どのように最期を迎えたいか、叶えたい望みはあるかなどを確認します。

「看取りケアプラン」を説明する場は、Nさんと家族の意向を確認しながら
ケアを具体化する貴重な機会であることを助言する

　「看取りケアプラン」説明の場は、この先、どのようにNさんが最期を迎えるかを、家族と共に考える大切な機会です。最期までの日々を、Nさんと家族がどのようにして過ごすのか、家族の意向や要望を確認しながらケアを具体化する貴重な場となることを助言します。

予測されるNさんの老衰の経過、そして「最期は突然訪れるときもある」と
家族に説明することを助言する

　毎食ほぼ全量食べていたNさんが食事を残すようになってきた様子からは、老衰の経過をたどっていると考えられます。必要な栄養を必要な量だけとり、食べられなくなったときは、それが「人の自然な経過として死を迎える時期が近づいてきた」と判断すること。つまり、「食事を残すことは、ある意味、Nさんからの意思表示である」と捉えることができます。

　一方、最期のときは突然訪れることもあり、誰にも予測できないため、最期の瞬間に立ち会えない可能性もあることを家族に説明する必要性を伝えます。

● **看護実践を通して**

説明の場は施設としてのケア方針や緩和ケアの具体的な方法を示す機会で、
家族の不安が軽減し、安心につながることを助言する

　施設で対応可能な医療行為および医師・看護師・介護職・管理栄養士などチー

ムで行う施設の看取りケアについて丁寧に説明することで、家族の不安を軽減し、施設としてのケア方針を示す場とすることを助言します。

　疼痛緩和については、必要に応じて使用可能な薬剤を使用し、頻回に訪室して、ベッドサイドで話を傾聴します。「手を握る」「患部を温める」「さする」「車いすに離床してもらう」「安楽な体位を整える」などの緩和ケアを行うことも説明します。

　食べられる量がさらに減ってきた際には、食事時間に限らず、Nさんが食べたい時間に食べたいものを提供できるように、Nさんの嗜好を家族に確認して好むものを用意します。また家族からの差し入れも可能であることを説明します。

家族に随時、現状報告を行い、看取りを迎えるその日まで
家族と共にケアに関わる姿勢を確認する

　家族の面会時には随時、現状報告を行うことで、Nさんの緩やかな変化を感じてもらい、少しずつ看取りに向けた心構えをもつことを支えます。家族がNさんに「十分に関わることができた」と思うことができるよう、看取りを迎えるその日まで家族と共にケアに関わる姿勢を確認します。

家族の揺れる思いや心情をありのままに受け止め、
最期まで家族の意向を尊重する姿勢を示すことの重要性を伝える

　家族の揺れ動く思い、重大な決断を選択しなければならない心情をありのままに受け止め、「看取りの意向」は変更されてもよいこと、意向が変更されても決断を尊重する姿勢を示すことの重要性を伝えます。

Nさんの要望に対しては、チームで検討を重ね、必要であれば個別に対応するなど、
可能な限り望みに応える姿勢を確認する

　Nさんが苦痛なく安楽に過ごすことができるようケアを提供し、本人の要望に対しては検討を重ねて可能な限り望みを叶えられるようにします。その実践の積み重ねが、Nさんの尊厳を守ることにつながっていくこと、そして、最期までNさんらしく過ごしてもらえるよう関わり続けていくことを家族に約束します。

Nさんの状態や家族の不安を確認しながら、一口でも美味しく食べることが
最期まで実現されるよう調整をはかることを助言する

　家族と一緒におやつを食べながら過ごす時間をNさんはいつも楽しみにしており、「これからも続けたい」と家族は希望しています。今後、嚥下機能が低下して家族が不安になったり、家族での食事介助が困難と判断された場合は、介助方法を助言したり、職員の見守りのもとで食べていただくなど、可能な限り本人と家族の希望が叶えられるように調整します。

● **実践の評価・振り返り**

**ケア方法の検討が必要な際は話し合いの場を設けるよう調整し、
チームの実践を認め、悩みに共感し、看取りケアの意義を再確認する**

　後日、カンファレンスの時間を活用して、サービス担当者会議での家族の様子や要望をチームで情報共有しました。新任期看護師およびチームメンバーから「ケアの困難さの確認やケア方法の検討が必要」と意見が聞かれたため、教育支援者は話し合いの場を設けるよう調整し、カンファレンスの進行役となります。

　カンファレンスでは、チームメンバーが実践していることを認め、悩みに共感し、看取りケアの意義を再確認することで、「チーム全員で看取りケアを行っていこう」とするチーム力が高められるよう働きかけます。

教育支援の結果

　以上の具体的な支援を実施した結果、新任期看護師は次のように語りました。

　「"看取りケアプラン"の説明の場に出席して、Nさんの日常生活のケアを中心に、具体的な方法を家族と相談しながら確認できました。また、家族の心情に共感した上で、ケア方法を共有して、チームで関わっていくことを家族に約束することができました。これからも死と向き合う家族の不安を受け止め、その意向を尊重した看取りを実現できるよう頑張りたいと思います」

[教育支援の参考や根拠となる文献]
1) 藤田愛：訪問看護師の立場から考察する高齢者・家族の意思決定支援と実現, 看護管理, 25（1）, p.25-33, 2015.
2) 長畑多代, 松田千登勢, 山内加絵, 江口恭子, 山地佳代：生活の場である特別養護老人ホームでの看取りを支える看護実践の内容, 老年看護学, 16（2）, p.72-79, 2012.

> ■ **家族の不安を受け止め、意向を尊重した看取りを
> 実現するための教育支援のポイント**
>
> ①家族の揺れる思いや心情をありのままに受け止め、最期まで本人・家族の意向を尊重する姿勢を示す
> ②本人の状態や家族の不安を確認しながら、一口でも美味しく食べることが最期まで実現されるよう調整をはかる
> ③ケア方法を検討するために、話し合いの場を適宜設けて、チームの実践をお互いに認め合い、看取りケアの意義を再確認する。

人生の最終段階における訪問診療と看取り介護加算

2018年度介護報酬改定の概要として「中重度の在宅要介護者や、居住系サービス利用者、特別養護老人ホーム入所者の医療ニーズへの対応」が示された。

具体的には、下記2点が挙げられている。

①特養の配置医師が施設の求めに応じ、早朝・夜間又は深夜に施設を訪問し入所者の診療を行ったことに対する評価を設ける

②特養内での看取りを進めるため、一定の医療提供体制を整えた特養内で、実際に利用者を看取った場合の評価を充実させる

「配置医師緊急時対応加算」として、複数の医師を配置するなどの体制を整備した特養について、配置医師が施設の求めに応じ、早朝・夜間又は深夜に施設を訪問し、入所者の診療を行った場合を新たに評価することが示された。

加えて、「看取り介護加算」について、上記の配置医師緊急時対応加算の算定に係る体制を整備し、さらに施設内で実際に看取った場合、より手厚く評価することが示された。

これらのことから、特別養護老人ホームにおいて「看取り」が促進されることが期待されている。

[参考文献]
1) 厚生労働省：平成30年度介護報酬改定の概要
https://www.mhlw.go.jp/file/06-Seisakujouhou-12300000-Roukenkyoku/0000196991.pdf（2018.9.27閲覧）

自然な看取りに向けた死亡診断書

『平成30年度版 死亡診断書（死体検案書）記入マニュアル』によると、死亡診断書（死体検案書）は2つの意義を持っていることが説明されている。

①人間の死亡を医学的・法律的に証明する

死亡診断書は、人の死亡に関する厳粛な医学的・法律的証明であり、死亡者本人の死亡に至るまでの過程を可能な限り詳細に論理的に表すもの。したがって、死亡診断書の作成に当たっては、死亡に関する医学的、客観的な事実を正確に記入する。

②我が国の死因統計作成の資料となる

死因統計は国民の保健・医療・福祉に関する行政の重要な基礎資料として役立つとともに医学研究をはじめとした各分野においても貴重な資料となっている。

医師は自ら診察しないで診断書を交付することが法律で禁止されており（医師法第20条）、「診断書」には死亡診断書も含まれている。

また、「診療中の患者が死亡した場合、これまで当該患者の診療を行ってきた医師は、たとえ死亡に立ち会えなくとも、死亡後改めて診察を行い、生前に診療していた傷病に関連する死亡であると判定できる場合には、医師法第20条本文

の規定により、死亡診断書を交付することができる。この場合は死体検案書を交付する必要はない」とされている。

これらのことから、高齢者ケア施設や在宅においては、死亡時に必ずしも医師が立ち会う必要はなく、家族や介護者などに見守られた"自然な看取り"が可能となった。

[参考文献]
1) 厚生労働省：平成30年度版 死亡診断書（死体検案書）記入マニュアル
https://www.mhlw.go.jp/toukei/manual/dl/manual_h30.pdf（2018.9.27閲覧）

"最期のとき"の身体的変化による症状と家族への対応

死が間近に迫ったときの身体的変化による症状を理解することは、最期まで緩和ケアを提供する上で重要である。そして、家族に「これから起こりうること」を説明するのは、家族の不安の軽減につながる。しかし、実際には、説明の仕方に「正解」はなく、家族の心情や考え方に十分配慮する必要がある。

その上で、「どのように身体的変化が生じるのか」を具体的に伝えることも重要である。例えば、「最期のときが近づくと、呼吸は肩で息をするような努力様から、顎をつかってあえぐような呼吸になり、徐々に呼吸が浅く弱くなり、無呼吸が混じりはじめ、最期は大きくスーっと息をはいて旅立たれます」といった変化を説明する。死前喘鳴が生じることもあり、痰貯留ではなく吸引は不要であることをあらかじめ伝えることは、高齢者に不要な苦痛を与えない援助にもなる。

また、家族にとってつらそうにみえる呼吸変化だが、脳内モルヒネが分泌され、呼吸による苦痛は生じていないことなどを伝えることも、家族の不安の軽減につながる。

看護職が特別養護老人ホーム入居者の死期を判断したサインとして、死の約1カ月前あたりには、〈目力のなさ〉〈顔色の悪さ〉〈活気がないこと〉〈生きることへのこだわりがなくなること〉〈反応の低下〉〈傾眠がち〉〈死臭〉〈皮膚がきれいになってゆくこと〉〈食事摂取量低下〉〈突然の経口摂取困難〉〈体力低下〉〈回復と悪化を繰り返すこと〉〈通常より約20％の体重減少〉〈通常より約50mLの尿量減少〉がみられたとのことである。また、高齢者の死の約2日前に観察されるサインは〈呼吸状態の変化〉〈痰喀出量増加〉〈意識レベルの低下〉〈通常より約30mmHgの血圧の低下〉であった[1]。

末梢冷感や紫斑、脱水症状が強くなることで口腔内・皮膚・眼球乾燥等の症状もみられる。ここに挙げた身体的変化による症状が全て出るわけではないが、どのような症状から「死が近い」と認識し、どのように家族に説明しているのか、チームメンバー同士で共有し、対応することも大切だろう。

[参考文献]
1) 岩瀬和恵，勝野とわ子：看取りを積極的に行っている特別養護老人ホームにおいて看護師が高齢者の死期を判断したサインとそのサインを察した時期，老年看護学，18 (1)，p.56-63，2013.

Theme 5 ● 安楽で安寧な看取りに向けたケア［看取り後］

❷「看取り」の経験を共に振り返る

　ここでは、90歳代の女性を施設で看取った後に、悲しい気持ちが強くなり、泣き出した新任期看護師への「看取り」の経験を共に振り返る教育支援を考えます。新任期看護師が感情的になったきっかけは、家族の「最期の瞬間に立ち会いたい」という希望を叶えられなかったことです。

　高齢者ケア施設で働く看護師は、時に年単位で高齢者に関わります。そのため、新任期看護師の看取り経験の少なさに関連した不安だけでなく、高齢者との死別によって生じるさまざま感情を共に振り返る教育支援が求められます。そして、「看取り」を振り返るカンファレンスを行い、ケアを意味づけ、また、スタッフのグリーフケアにも配慮することは教育支援者の重要な役割です。

　以下に、特別養護老人ホームで、「看取り」のケアに熱心に取り組み、チームメンバーからも信頼される入職して3年目の新任期看護師への教育支援事例を紹介します。

> **事例**
> **看取り後に揺らぐ感情と向き合い、「看取り」の経験を振り返るケース**

　Tさんは90歳代の女性で、娘2人が演劇関係の仕事をしていることが自慢でした。長女とは同居していましたが、在宅での介護が困難となり、2年前から施設に入居しています。

　Tさんは、半年前から徐々に体重減少を認め、食欲が低下し、日中も傾眠となることが増えてきました。施設は「看取り期」にあることを家族に伝え、話し合いが行われました。家族は「母が安心して過ごせるように」と施設での看取りと、「母の最期にできるだけ立ち会いたい」と希望されました。

　新任期看護師が遅出の勤務中に、Tさんの呼吸が急激に微弱となりました。このとき、新任期看護師は家族に連絡し、家族は仕事先から駆けつけましたが間に

合わず、新任期看護師と介護職が見守る中でTさんは静かに息を引き取りました。新任期看護師は、介護職と連携して看取り後の対応を行い、家族の希望に沿ったエンゼルケアも共に行いました。

　教育支援者には、穏やかな看取りであったことが夜勤スタッフからの報告で伝わってきました。また、新任期看護師は「娘さんから"楽そうでよかった。綺麗な母のまま"と言葉をもらった」と報告していました。

　しかし、引き継ぎを終えて終業した新任期看護師に教育支援者が労いの声をかけると、新任期看護師は「最期のときに、ご家族が立ち会えなかったんです。会わせてあげたかった……」と涙を流しました。

新任期看護師に対するアセスメント結果

1 ▶ Tさんの死に揺らぐ自身の感情に戸惑っている

　教育支援者は最期が近いことは予測できても、最期の"そのとき"は誰にも予測できないことを新任期看護師は理解しており、状況に合わせた対応ができていると考えました。新任期看護師は役割を終え、教育支援者の労いに緊張が緩むと涙を流し、感情が溢れでました。家族が最期に立ち会えなかったことへの後悔の気持ちを言葉にしていますが、Tさんの死に関わり、自身のゆらぐさまざまな感情に戸惑っていることが考えられました。教育支援者は、新任期看護師が自身の感情と向き合い、気持ちを整理していくことが重要であると考えました。

2 ▶ 「看取り」の経験を共に振り返り、これまでチームで実践してきたケアを意味づける必要がある

　新任期看護師だけでなくチームメンバーは、Tさんへの日常生活援助を丁寧に行うことを最期まで続けてきました。その中で、新任期看護師はチームメンバーからの信頼も厚く、最期を支える上での看護師の役割を果たしていました。教育支援者は、新任期看護師がチームメンバーと共に、Tさんと家族へのケアを振り返り、それぞれの思いを出し合う中で、自身の感情を振り返り、ケアを意味づけることができるのではないかと考えました。

新任期看護師への教育支援の目標

1) Tさんを看取ることで生じた自身の感情と向き合うことができる
2) 新任期看護師が涙する「思い」を1人で抱え込むことなく、「看取り」の経験を振り返り、Tさんと家族にとってよかったケアを意味づけて認めることが

できる
3) これまでのTさんと家族へのケアをチームで振り返り、大切にしてきたケアと、今後に活かせるケアを検討し、確認することができる

具体的な教育支援方法

● 初めの関わり方

Tさんの看取り後に、さまざまな感情が生じた新任期看護師の「思い」に配慮して教育支援を開始する

　新任期看護師はTさんと家族の看取りのケアにおいて、看護師の役割を担うことができていましたが、家族が最期に立ち会えなかったことをきっかけに、さまざまな感情が生じ、「ケアを振り返ること」が難しくなっている状態です。

　教育支援者は、新任期看護師と共にケアを振り返り、Tさんと家族にとってよかったケアを、新任期看護師自身が意味づけ、認めることができるよう支援が必要と考えています。

　その中で、「家族が最期に立ち会うことに価値を置いた」自身の思考に気づき、涙する「思い」を1人で抱え込むことなく、チームでケアしてきたことを振り返り、力にしてほしいと願い、教育支援を開始します。

● 看取りのケアを共に振り返る

新任期看護師が「思い」を言葉にできるよう傾聴する

　新任期看護師の「Tさんと別れることの悲しさやつらさ」「最期に家族が立ち会えるようにと思っていたのに叶わなかったことへの申し訳なさ」など、新任期看護師が「思い」を言葉にできるよう、ゆっくり丁寧に傾聴します。教育支援者は、介護職の「最期には立ち会えなかったが、家族はゆっくりとTさんとお別れされていた」という言葉を伝え、新任期看護師がそのことに納得したことを確認し、さらに「看取り後」の家族の様子について話を聴きます。

最期に立ち会えなかった家族にTさんの最期の様子を伝え、家族の安心につながるケアができていたことを確認する

　新任期看護師は、看取り後、家族にTさんの穏やかだった最期の様子を伝え、「苦痛なく逝けたのですね。よかった」と家族から返答があったことを教育支援者に話しました。

　教育支援者は「最期の"そのとき"は誰にもわかりえないこと」を確認した上で、最期の様子を家族にしっかり伝えて安心につながるケアを新任期看護師ができて

いたことを確認します。

家族の思いの表出を促すケアを肯定し、
チームで共有する大切さを問いかける

　新任期看護師は、長女が「今日が舞台の終演だったんです。母は終わるまで待ってくれていた」と涙し、「ありがとう、お母さん」と言葉をかけていた様子を話しました。教育支援者は「最期に立ち会えなくてもTさんと家族の思いはつながっていたのではないかと思う」と伝え、これまでのTさんへのケアをチームで振り返り、共有することが大切ではないかと新任期看護師に問いかけます。

Tさんと家族の「看取り」の場面をチームで共有する意義を確認し、
「看取り後のカンファレンス」の開催を提案する

　新任期看護師は、少し落ち着いた様子で「みんなよく頑張っていたと思います。Tさんとご家族の最期の場面をみんなにも伝えたいと思います」と返答したので、数日後に「看取り後のカンファレンス」を開催することを決め、教育支援者がファシリテーターを務めることを提案します。

●「看取り後のカンファレンス」でケアを意味づける

「看取り後のカンファレンス」は、ケアを継続してきたスタッフの思いを共有し、
ケアを振り返る機会であるという目的を伝える

　「看取り後のカンファレンス」の目的は、Tさんへのこれまでのケアを振り返り、それぞれの思いを共有する機会であることを伝え、「何を大切にケアしてきたのか」「今後に活かせるケアは何か」について話し合うことを確認します。

家族の「Tさんとの思い」を支援する意味を
チームで共有する場づくりとしてのカンファレンスで確認する

　「看取り後のカンファレンス」で、新任期看護師が「最期にご家族を立ち会わせてあげたかった」という思いを表出すると、チームメンバーから「Tさんは娘さんが忙しく働いていることを誇りにされていた。娘さんが面会に来たときには、いつもTさんが誇りに思われていたことを娘さんに伝えるようにしました。涙ぐんで喜ばれていた」といった日々のケアの様子が次々と語られました。

「看取り後のカンファレンス」で、チームメンバーそれぞれの
Tさんへの思いを共有し、安寧となったケアを確認する

　「看取り後のカンファレンス」で、Tさんが覚醒しているときに、窓を眺めて「空がきれいやねぇ」とほほ笑んだエピソードや、Tさんとのお別れが寂しくつらいといった思いが共有され、自分たちのケアがよかったかどうかが話し合われ、新任期看護師は「こうやって、みんなで"これでよかったのかな？"って話すこと

が大切なんですね」と語りました。教育支援者は、チームで丁寧に日々のケアを行ってきたことが、Tさんの安寧につながっていたことをフィードバックします。

● 自己の実践を意味づける力を伸ばす

「看取り後のカンファレンス」後の新任期看護師の思いを確認する

　後日、新任期看護師の現在の気持ちを確認し、看取り後に涙した思いについて、教育支援者が尋ねると、新任期看護師は「これまで看取りのケアに思い入れを持って取り組んできた分、自分の思いが強くなり過ぎて、ご家族が看取りに立ち会えなかったことにとらわれてしまったのかもしれません。Tさんが亡くなったという悲しさで涙が出たのだと思います。チームのみんなでケアに取り組んできたことを実感できたことがよかったです」と穏やかな表情で語りました。

　教育支援者は、今回のケースが「看取り」の経験を振り返るよい機会になったことを確認し、「真摯にTさんと家族と向き合ってきたあなたに、私も含め皆がケアの姿勢を振り返る機会をもらったと思っている」と、新任期看護師に伝えました。

教育支援の結果

　以上の具体的な支援を実施した結果、新任期看護師は次のように語りました。
　「日々のケアの延長線に"看取り"のケアがあることがわかりました。チームで振り返ることで、自身では気づけなかったTさんと家族へのケアの意味を考える機会になりました。"看取り後のカンファレンス"に、今後はもっと取り組みます」

[教育支援の参考や根拠となる文献]
1）大村光代, 山下香枝子, 西川浩昭：特別養護老人ホームにおける看取りの看護実践能力の因子構造と関連要因, 日本看護研究学会雑誌, 38（2）, p.1-12, 2015.

> ### ■ 教育支援のポイント
> ①関わってきた高齢者との死別によって生じる感情と向き合えるよう、受け止める姿勢で話を聴き、感情の表出を促す
> ②「看取り後のカンファレンス」でケアを共に振り返ることで、チームで「看取りのケア」に取り組む意義を確認する

NOTE

家族の悲嘆の過程と「グリーフケア」の進め方

　人は、ライフサイクルの中で何かを獲得するという経験をしながら、一方で喪失を繰り返している。その喪失体験によって生じる感情の反応を「悲嘆」（grief：グリーフ）という。

　大切な人との死別の前後、家族は大きな悲嘆を感じ、孤独感や絶望感に苦しめられるなど、身体的にも精神的にもさまざまな反応が現れる。

　悲嘆のプロセスは多くの研究者により提唱されているが、フィンクが示した「4つの段階プロセスモデル」によると、「衝撃」→「防御的退行」→「承認」→「適応」の過程を経て、"死"を受容していくとされている。

　グリーフケアとは、高齢者の死の前後を問わず、遺族が悲しみの過程を乗り越え、再び日常生活に適応していくことに向けてケアすることである。つまり、施設に生活の場を移したそのときから家族へのグリーフケアは始まり、看護師は「看取り後まで継続的に関わることができる」という特徴をもつ。したがって、高齢者が「最期をどのように迎えたいか」については、「本人と家族が望む死」に向けて、多職種が連携・協働して、折々に意思・意向を把握する意図的な関わりが大切となる。

　看取り後には、高齢者と関わりのあったスタッフが家族と共に思い出を語る時間を設け、家族が抱いているポジティブな感情を支持することも重要なケアである。亡くなった後に、希望に応じて「お別れ会」を催す施設もある。

　「お別れ会」では、在りし日の姿をスライド写真で紹介しながら、これまでの生きた道のりを紹介し、穏やかに旅立ったことを報告する。入居者やスタッフは一輪ずつ花を手向け、最期の別れを惜しみ、遺族へのねぎらいの言葉をかける。

[参考文献]
1) 小島操子：看護における危機理論・危機介入 第4版 フィンク／コーン／アグィレラ／ムース／家族の危機モデルから学ぶ, 金芳堂, 2018.
2) 市川禮子：ひと・いのち・地域をつなぐ 社会福祉法人きらくえんの軌跡, 東信堂, 2015.

「看取り後のカンファレンス」の意義と方法

　高齢者ケア施設での看取りの対応を強化する施策として、2018年度の介護報酬改定において特別養護老人ホームに「看取り介護加算Ⅱ」が新設されるなど、高齢者本人が望む場所での看取りが推進される方向にある。

　高齢者ケア施設においては、若いスタッフも多く、高齢者の死の場面に直接関わった自身の経験がなかったり、看取りの経験が少ないため、高齢者を看取ることに対し、恐怖心や不安感を抱いていることも少なくない。つまり、看護師には、介護職の看取りへの不安を少しでも軽減できるよう、個別の支援だけでなく、施設の看取りへの体制整備に関与する役割が期待されている。

　「看取り後のカンファレンス」の目的は、提供したケアの評価を行い、今後の

看取りに活かすようにケアの質向上をはかることである。また、長期間、入居者である高齢者に関わってきたスタッフの中には、その死に当たって、自分の家族同様の悲嘆感情を抱く者もいる。そのような場合、職員へのグリーフケアもとても重要になる。「看取り後のカンファレンス」において、看取りを終えた職員が、感じている素直な気持ちを言葉に表し、他の職員と共有することで、自らの悲嘆の感情を受け入れていく機会とする。

「看取り後のカンファレンス」の方法としては、高齢者が亡くなってから数日内の開催を計画し、看護師および介護職、また可能であれば医師や理学療法士、栄養士など多職種の参加を呼びかける。

カンファレンスで話し合う内容は、「看取りを経験してよかったと感じたこと」「疑問に残っていること」などとする。自由な意見交換をすることで、次の看取りに向かう力を育て、チーム全体のケアの改善される。勤務の都合で参加できないスタッフに対しては、事前に書面で気持ちを尋ねたり、カンファレンスで話し合われた内容を記録して、後日読むように伝える。

[参考文献]
1）川端恵里："人生の完成期"を支援する看取りケアの実践，ふれあいケア，23（12），p.26-29，2017．

おわりに —— 高齢者を対象とする全ての場で活用し得る方法論

　20年以上前になりますが、高齢者の自我発達の観点から筆者自身の看護実践の詳細な経過をデータ分析し、認知症を含む高齢者の看護方法の検討をしました。その結果、①**自我を脅威にさらさない援助**、②**自己肯定促進への援助**、③**自己有能性促進への援助**、④**自己理解促進への援助**、⑤**自己決定促進への援助**、⑥**自己満足感の獲得・増大への援助**の6つの看護援助方法とその構造化を表すことができました。

　また、これらの援助によって、《自分らしく振舞う私》に始まり、【自律して依存しつつケアに協力する私】【人生を省察し、自己理解（進化・拡大）する私】【自己表現していく私】【他者を思いやり、感謝する私】からなる≪**有能性を発揮する私**≫がもたらされ、引き続いて《自己／自己の人生を受容する私》がもたらされる『**自我発達の経過**』を明らかにすることができました。

　筆者は当初、高齢者看護への志向性が高かったわけではなく、むしろ高齢者を「自分勝手・頑固で面倒な人々」「動作が緩慢で時間や手間のかかる人々」と否定的に捉え、その担い手になることを回避したいと思っていました。そのような状況で、この検討を「とにかく行わなければ」という思いのみで取り組んだため、データ収集開始当初は、苛立ちを感じさせる言動や理解不能なさまざまな様相を呈する高齢者をなかなか受け入れられず難渋しました。しかし、研究として取り組み始めているので逃げることはできず、覚悟して取り組むしかなかったのです。そのうち「暴言を吐き続けられるということは、満足できるケアになっていないのだな」と、心を込めてケアすることに徹しました。その結果、感嘆・感動するほどもっている力を発揮していく高齢者の姿が現れたのです。

　そこで得られた「看護の方法」は、診断・治療を主にする医師とは異なる「看護師独自のもの」でした。「看護援助で高齢者の発達を支援することができた。これこそが"看護の力"ではないか」と思いました。また、これを通じて、「高齢者看護を担う看護職に求められるのは『覚悟』『忍耐力』『創造力』ではないか」とも捉えました。これらは、私の高齢者看護の原点として"支え"になっています。今では、『覚悟』と『忍耐力』は当時ほど意識することなく、「高齢者の思いに沿うことさえできれば、自ずと高齢者はもっている力を発揮する」という確信がもて、余裕をもって対応できるようになってきています。

　人間（患者・高齢者）は、操作できる（される）存在ではなく、個々であり、独自的です。殊に高齢者の独自性は長い人生で培われてきた結果であり、その理解なくして、また、理解に基づく援助方法なくして、援助関係は成立しません。

そのため、こうしたことを実感し、看護実践能力を修得するためには、出会う１人ひとりの対象者（患者・高齢者）への試行錯誤のケア実践から創出されるものと考えます。患者・高齢者が何を求めているか、さまざまに表現する言動から教えてもらい（患者・高齢者＝教師）、それに即して看護師は活動していく姿勢が求められていると考えます。とりわけ認知症をもつ高齢者は必ずしも適切に自分の意向を表現できません（しません）。しかし、納得できない援助には何らかの否定的反応を示し、納得できる援助には何らかの肯定的反応を示します。それを手がかりにケア方法を創出していくことが必要です。したがって、高齢者を対象にした看護は「看護の原点」ともいえるでしょう。

　高齢者は、個人差があるとはいえ誰にでも共通して訪れる老化の進行、加えて成人期に発症した生活習慣病の進行や長年にわたるそれらの治療に伴う二次的障害などにより、複雑な病態像を呈し、さまざまな生活機能の低下・障害を有する人々です。また、これらによって自立的生活が困難になり、誰かの援助なしには日常生活を送ることが困難になっている人々です。中でも老化に伴うアルツハイマー病やレビー小体型認知症、また糖尿病や高血圧などに伴う脳血管障害による脳血管性認知症など、さまざまな認知症高齢者の増加も指摘されています。したがって、看護職は、いずれの場（小児や妊娠・出産に関わる医療施設以外）で働くことになっても、高齢者や認知症高齢者の理解に基づく看護ができることが必須の時代を迎えているのです。
　しかし、このように自立的生活が困難になり、他者の援助なしには日常生活を送ることができなくなることの多い認知症を含む高齢者の援助においては、「高齢者が依然として有する自律性に目を向け、その発揮を支援するケア」は必ずしも容易ではありません。また、最期までその人らしく生き続けることを支援する高齢者の看取りの在り方としての自然死への支援は、看取り期の判断も含め、医療・ケア提供者側の価値観（生死観）や長年にわたって培われた高齢者やその家族の価値観（生死観）、および地域性やその文化の在り様などの影響も大きく、簡単なものではありません。

　世界に類を見ない速さで進む超高齢社会および多死社会を眼前に我が国の高齢者の保健医療福祉施策は、財源的制約もあり、その在り方を模索しつつ進められてきています。それには、介護の社会化である「介護保険制度の創設」（その見直しの繰り返し）、最期まで住み慣れた自宅で暮らし続けることを実現するために創設された「地域包括ケアシステム構築の推進」「急性期医療施設の再編成」とともに、在宅復帰をめざした回復期リハビリテーション

病棟や地域包括ケア病棟の創設、これまでの機能分化による特別養護老人ホーム（以下：特養）などの介護保険施設に加え、永続的な医療・介護が必要な高齢者に対応する介護医療院の創設、かかりつけ医師の役割拡大、医療施設からの訪問診療の整備など実にさまざまです。

とりわけ、最期まで在宅で暮らし続けることを実現するために、民生委員や地域包括支援センターの看護職、地域の行政保健師などによる地域に在住する高齢者の健康状態の把握とそれに応じた対応の強化、24時間対応可能な在宅支援訪問医療施設・診療所や訪問看護・介護・リハビリテーションなど、そして多職種連携・協働の強化などは、いずれも「施設から在宅への推進」です。しかし、このような在宅を中心とした支援体制が推進されてきているとはいえ、その整備はいずれも需要を満たすほどに至っていない現状があります。

このようなことから、在宅復帰や最期の看取りをも視野に入れた「高齢者ケア施設におけるケアの充実」が求められているのです。

一方、高齢者ケア施設、とりわけ特養においては、認知症高齢者の増加と「要介護3」以上の重度化した入居者の増加にかかわらず、1963年に老人福祉法で決められた看護職の法的配置数は変わっていません。少ない人員で、週に1～2回程度訪れる嘱託医の下、医療職としての役割が期待されています。

しかし、前述したように入居者は老性変化に加えて、さまざまな基礎疾患や障害を有し、複雑な病態像を呈し、典型的な所見も得られにくい、容易に重症化や重度化を招来しやすい人々です。したがって、心身共に安定している高齢者の日々の生活介護は、その適切性を共有して介護職の専門性の発揮に依拠し、それを見守ることが看護職の役割になります。

既に重度化している高齢者への対応や、ちょっとしたことで変化しやすい高齢者の心身状態を見逃すことなく、その原因の追究など、その時々の適切なアセスメントに基づく対応力は、専門的で高度な知識と豊富な経験に裏打ちされたケア技術があってこそ可能です。また、入居者の家族もさまざまです。家族の思い・考えに沿うとともに、随時、入居者の心身の状態経過を説明することも看護職の役割です。

つまり、医師や看護職の同僚・上司が存在し、心身の状態やケア方法などの判断に困ればいつでも相談できる医療施設とは異なり、特養看護職には、施設で唯一の医療職として、入居高齢者の生命を守り、その人らしい健康的生活の維持とそれに引き続く自然な看取りを実現できることが求められているのです。以下、具体的に示します。

・施設入居という環境変化によるリロケーションダメージを最小にするための対応として、馴染みの物理的・空間的・時間的・人的環境の調整や生活リズムの調整

- 自宅でない在宅としての施設で、自由で、持つ力を発揮しつつ日々の暮らしの継続を保障する支援
- 自分の意思を適切な言動で表現できない高齢者であっても、BPSD を含むさまざまな言動について、試行錯誤のケアを繰り返しつつ、たゆまぬ追究によるその意味の理解とケアの創造による自律性や人間としての尊厳、その人らしさを保障する援助
- これまで成人期の人々を対象に開発されてきたケア技術の適用にとどまらず、高齢者の特性に適合した高齢者独自のケア方法・技術の開発と適用
- 人生の終末期にある高齢者が自己の人生を納得して締めくくるための人生の振り返りを通じて意味を見いだして統合できるような支援
- 誰にでもいずれは訪れる死を意識し、入居者がその人らしく最期まで生き続けることができる自然な看取りの実現

　これらを実現するためには、日常生活介護の専門家である介護職など施設の他職種と連携・協働しつつも、看護のもつ力を発揮していくことが求められていると考えます。

　本書には、看護職による優れた高齢者ケアの方法・技術として、高齢者看護における倫理観の醸成や、高齢者の特性を踏まえつつ生じやすい健康問題に焦点を当てた実践例が示されています。また、新任期看護師にそれをどのように支援して能力の獲得につなげ、高齢者ケアを担う看護職として共に成長をするかが著されています。高齢者を対象とする全ての場で活用し得るものと捉えられます。

　超高齢者への看護は、発展途上にあります。老化やそれに伴う衰弱は治療することも治癒することも望めませんし、誰にでも訪れる自然な人間の経過です。それを受け止めつつも高齢者看護を担う実践者および教育者ともども、さらなるケアの方法・技術の開発に向け、追究し続けていくことが必要と考えます。

2018 年 10 月

新潟県立看護大学大学院看護学研究科老年看護学 教授

小野 幸子

高齢者看護の実践能力を育てる
高齢者ケア施設の看護をベースにして

2018年10月20日 第1版第1刷発行 〈検印省略〉

編　集	●	坪井 桂子
発　行	●	株式会社 日本看護協会出版会
		〒150-0001 東京都渋谷区神宮前 5-8-2　日本看護協会ビル4階
		〈注文・問合せ／書店窓口〉Tel／0436-23-3271　Fax／0436-23-3272
		〈編集〉Tel／03-5319-7171
		http://www.jnapc.co.jp
装　丁 イラスト	●	酒井 奈穂
本文デザイン 印　刷	●	株式会社フクイン

本書の一部または全部を許可なく複写・複製することは著作権・出版権の侵害になりますのでご注意ください。
©2018 Printed in Japan

ISBN978-4-8180-2135-8